Hygienekurs für Podologen

Hygienekurs für Podologen

Wolfgang Tanzer

Verlag Neuer Merkur GmbH

Bibliografische Informationen der Deutschen Bibliothek

Die Deutsche Bibliothek verzeichnet diese Publikation in der Deutschen Nationalbibliografie; detaillierte bibliografische Daten sind im Internet über http://dnb.ddb.de abrufbar.

Verlagsort: Postfach 60 06 62, D-81206 München

Wolfgang Tanzer, Hygienekurs für Podologen

2. Auflage 2009
ISBN 978-3-937346-26-7

Titelgestaltung: Dagmar Papic
Layout: Peter Hänssler

Druck: EUROPRINT, a. s., Prag

Vorwort

Hygiene leitet sich von Hygéia, der griechischen Gesundheitsgöttin ab, die gleichzeitig auch für Sauberkeit steht. Sie soll die Tochter des Asklepios gewesen sein.

Heute versteht man unter Hygiene die Lehre von der Verhütung der Krankheiten und der Erhaltung und Festigung der Gesundheit. Im engeren Sinn werden unter Hygiene die Maßnahmen zur Vorbeugung von Infektionskrankheiten bezeichnet, insbesondere die Reinigung und Desinfektion.

Der Grundstein der Hygiene wurde durch Ignaz Semmelweis in der Zeit von 1840 – 1847 gelegt. Ihm war aufgefallen, dass von den Wöchnerinnen, die in der Wiener Gebäranstalt von Ärzten untersucht worden waren, mehr als 10 % am Wochenbettfieber verstarben, von Wöchnerinnen, die durch Hebammen untersucht und betreut worden waren, lediglich 1 bis 3 % verstarben. Zum damaligen Zeitpunkt wurde diese hohe Sterblichkeitsrate als Schicksal oder von Gott gegeben hingenommen. Bakterien, Viren und Pilze als Krankheitserreger waren noch nicht entdeckt. Ignaz Semmelweis vermutete, dass die Ärzte nach den Sektionen mit ihren kontaminierten Händen Eitererreger auf die Wöchnerinnen übertrugen, ohne den Erreger zu kennen oder ihn auch nur gesehen zu haben. Deshalb verlangte er von seinen Assistenten nach den Sektionen die Hände in Chlorkalk zu waschen. Dadurch sank die Zahl der Todesfälle auf 1,3 %. Semmelweis machte sich durch seine strikten Kontrollen der angeordneten hygienischen Maßnahmen viele Feinde und wurde trotz des Erfolgs verhöhnt. Als dann plötzlich neun von zehn Wöchnerinnen an Wochenbettfieber verstarben, triumphierten seine Gegner. Semmelweis fand heraus, dass die Eitererreger von einer an Uteruskrebs erkrankten Frau, die als erste im Saal untersucht worden war, auf die Wöchnerinnen übertragen worden sein mussten. Aus diesem Grund mussten sich jetzt alle Ärzte auch nach jeder Untersuchung die Hände in Chlorkalk waschen. Dadurch sank die Sterblichkeitsrate erneut auf Werte unter 2 %. Eigentlich hätten die damaligen Klinikärzte und Klinikchefs die Entdeckung Ignaz Semmelweis' als den Durchbruch einer neuen Ära feiern müssen. Missgunst, Intrigen, verkrustete hierarchische Strukturen und die Gleichgültigkeit in seinem Umfeld verhinderten jedoch eine Umsetzung der gewonnenen Erkenntnisse. In einer Zeit, in der das Skalpell noch am Rockschurz abgewischt wurde, waren Semmelweis' Ideen zu revolutionär. Es brauchte noch fast drei Jahrzehnte, bis Robert Koch, Joseph Lister und Max von Pettenkofer die Erklärungen für Semmelweis' Entdeckungen lieferten. Kleinstlebewesen, die mit dem bloßen Auge nicht zu erkennen sind, wurden durch Hände und Instrumente auf Patienten übertragen und führten zu der gefürchteten Sepsis.

Wir haben es heute einfacher. Schon Schulkinder kennen Bakterien und deren Bedeutung. Im Urlaub sprühen wir fremde Toiletten mit Desinfektionsmitteln ab, Wunden desinfizieren wir und unsere Milch wird durch Ultrahocherhitzung haltbarer gemacht.

Wir verfügen über alle notwendigen Kenntnisse, die Übertragung von Krankheitserregern zu vermeiden. Aber nutzen wir sie? Hand aufs Herz! Wann haben Sie zuletzt auf Ihren Hygieneplan geschaut, die Böden der Behandlungsräume nach der Zwei-Eimer-Methode gereinigt und desinfiziert oder Ihren Autoklaven (Sterilisator) mit Bioindikatoren auf seine Effektivität geprüft? Versehen Sie alle in Folien eingeschweißten Instrumente mit dem Datum der Sterilisation? Dokumentieren Sie jeden Sterilisationsvorgang mit Datum, Uhrzeit und den Sterilisationsdaten?

Die gesetzliche Grundlage für die Hygiene in der podologischen Praxis finden wir im Infektionsschutzgesetz (IfGS), das in den Hygieneverordnungen der Länder umgesetzt wird. Die Kontrolle der Umsetzung übernehmen die Gesundheitsämter. Aber die beste Kontrolle ist nichts Wert, wenn die Einsicht und die Eigenverantwortung fehlen, das vorhandene Wissen zu nutzen. Auch wir denken, dass ein „sauber" erscheinender Arbeitsplatz sicher keine Krankheitserreger beherbergt. Hier belehren uns erst Abklatschkulturen eines Besseren. Übrigens nicht nur vom Arbeitsplatz sondern auch von unseren Händen.

Denken Sie immer daran, Sie können durch mangelnde Hygiene die Gesundheit und das Leben Ihrer Patienten und Ihre eigene Gesundheit und Ihr eigenes Leben gefährden oder schützen. Lernen wir aus der Geschichte zum Wohl unserer Patienten und für die Anerkennung eines neuen medizinischen Heilhilfsberufes: der Podologie. Das notwendige Wissen hierzu hat Herr Wolfgang Tanzer in seinem „Hygienekurs für Podologen" zusammengetragen. Er vermag eine trockene Materie spannend und anschaulich darzustellen, so dass Hygiene Spaß macht.

Dr. med. Norbert Scholz

Einleitung

Der bisherige medizinische Fußpfleger hatte nur begrenztes Wissen über Infektionsprophylaxe und Antisepsis, sofern er sich nicht aus eigenem Interesse oder aus einer aus Unsicherheit geborenen Gewissenhaftigkeit erforderliche Kenntnisse aneignete. Auch die zur Verfügung stehende Fachliteratur gab nur unzureichend darüber Auskunft und verwies auf das alte Bundesseuchengesetz, das seit 2001 durch das Infektionsschutzgesetz ersetzt ist, auf die eigentlich nur für Krankenhäuser und Ärzte gültige RKI-Richtlinie und auf die Hygieneverordnungen der Bundesländer. Diese wurden jedoch in den siebziger und achtziger Jahren unter dem Druck der AIDS-Angst erstellt und informieren nicht ausreichend über das Thema Fußpflege. Fußpfleger aus medizinischen Fachberufen kannten die Probleme, konnten jedoch oft keine Lösungen realisieren. Mit dem Entstehen des Berufbilds des Podologen wird dieser Mangel in Angriff genommen und soll behoben werden.

Dieses Buch soll dazu behilflich sein. Es ist als Unterrichtsskript für die angehenden Podologinnen und Podologen entstanden.

In der Werbung fällt auf, dass Füße im Allgemeinen als schön und erotisch dargestellt werden. Die Wirklichkeit sieht oft anders aus: Bilder auf den Websites der Hautkliniken und aus dem eigenen Patientengut sprechen eine andere Sprache!

Tatsächlich werden an den Podologen unterschiedliche Hygieneprobleme herangetragen und erfordern angepasste und abgestimmte Hygienemaßnahmen. Es ist ein großer Unterschied, ob Sie im Wellness-Bereich gepflegte Damenfüße eincremen oder in Ihrer Praxis mit infizierten Ulcera crures konfrontiert werden. Ihre Aufgabe ist es, das Risiko zu erkennen, abzuwägen und die Entscheidung zu treffen, welche Hygienemaßnahmen vorzunehmen sind und wie weit diese gehen müssen. Diese Entscheidung kann Ihnen niemand abnehmen. Formale Regelungen geben oft nur wenig Hilfe. Die Forderungen, die aus den Regelungen entstehen, wie zum Beispiel ordnungsgemäße Haut- und Händehygiene, Desinfektion und Sterilisation, sind jedoch obligat und dienen nicht zuletzt auch Ihrem Schutz vor Schadenser-satzansprüchen. Mehr darüber erfahren Sie im Kapitel 2 *„Rechtliche Grundlagen“*.

Hygiene bedeutet zunächst nicht nur Sauberkeit, Desinfektion oder Ästhetik. Hygiene orientiert sich auch nicht nur am Verständnis des privaten Haushalts. Vielmehr geht es hier um die Abwehr von Gesundheitsgefahren und den Erhalt der Gesundheit. Hygiene ist also vor allem Präventivmedizin.

Gesundheit hat auch etwas mit gesunden Füßen zu tun: Pilzinfektionen, Verletzungen, Durchblutungsstörungen, Diabetes- oder Rheumafolgen sowie Schweißbildung werden zu Recht nicht nur als unästhetisch, sondern als krank empfunden. Häufig sind sie aber Folge eigener Verantwortungslosigkeit. Ungeeignetes Schuhwerk, bei dem die Modeerscheinungen höher bewertet werden als die Gesundheit, rufen häufig typische Schäden hervor, mit denen der Podologe zu kämpfen hat.

Lauf, 2006

Wolfgang Tanzer

Inhaltsverzeichnis

1 Die Geschichte der Hygiene

1 Die Geschichte der Hygiene

Die Hygiene ist eine junge Wissenschaft. Die Hygiene ist eine alte Wissenschaft.

1.1 Vor- und Frühgeschichte

Als im Ötztal die 5000 Jahre alte, tiefgefrorene Mumie des Gletschermannes gefunden wurde, hatte die Archäologie so manche Nuss zu knacken. Besonders die Wissenschaftler der Medizingeschichte rätselten, wie Ötzi in einer lebensfeindlichen Umwelt existieren konnte. Er musste doch Infektionen schutzlos ausgeliefert gewesen sein. Tatsächlich hatte man bei seinen Utensilien antimikrobiell wirksame Pilze, Flechten und Spinnweben gefunden. Dieser jungsteinzeitliche Vorfahr musste also schon Kenntnisse über Antisepsis und anderes medizinisches Wissen besessen haben, auch wenn dieses wahrscheinlich (und das soll an dieser Stelle zur Entschuldigung der Ärzte des letzten Jahrtausends erwähnt werden) rein empirisch erworben war.

1.2 Das Altertum

Auch der Anführer des israelischen Volkes und Gesetzgeber Moses hatte medizinische Kenntnisse. Das Schweinefleischverbot entstand aus dem Wissen um die Gefahren des trichinösen Fleisches, jedoch ohne die Möglichkeit, diese zu erkennen. So musste eben ganz auf Schweinefleisch verzichtet werden.

Die rituelle Beschneidung hatte ebenfalls eine medizinische Ursache: Es war bekannt, dass Frauen, die mit beschnittenen Männern verkehrten, signifikant weniger an Gebärmutterhalskrebs erkrankten. Das kommt daher, dass Smegma zu den auslösenden Noxen des Karzinoms gehört.

Andere Vorschriften aus dem Pentateuch, zum Beispiel über die Anlage des Nomadenlagers, besitzen ebenfalls eine hygienische Grundlage.

1.3 Die Antike

Auf einem Relief im Tal der Könige in Ägypten ist deutlich der Ablauf einer überstandenen Poliomyelitis zu erkennen. Ein Mann mit einem verkrüppelten Bein stützt sich beim Gehen auf einen Krückstock. Wie viele andere Krankheiten wurde diese Poliomyelitis auf einem Stück Papyus beschrieben. Darauf wurde auch zwischen behandelbaren und unbehandelbaren Krankheiten unterschieden. Um auf Nummer sicher zu gehen verband der altägyptische Arzt die Therapie mit Opfergaben, Beschwörungen und der Anrufung der Götter.

Griechen und Römer stellten diese zunächst empirische und religiös begründete Hygiene auf eine wissenschaftliche Grundlage. Ihre Lehrbücher wurden in Europa bis ins Mittelalter zur Grundlage der Wissenschaft. Die Bäderkultur und nicht zuletzt die Anlage von Aquädukten und Abwasserkanälen verringerten den Ausbruch von Seuchen in den antiken Städten erheblich.

1.4 Der Orient – Bewahrer der Medizinkultur

Jüdische, islamische und indische Ärzte führten das Werk der Antike fort. *Noah Gordon* beschreibt in seinem „*Medicus*" sehr gut und genau die Universität von Isfahan, wo nicht nur gelehrt und geforscht, sondern auch eine Klinik betrieben wurde. Diese Klinik unter Leitung des in Europa als Avicenna bekannten *Ibn Abu Sina* kam einem modernen Krankenhausbetrieb sehr nahe. *Ibn Abu Sina* war es auch, der das gesamte medizinische Wissen der Zeit in seinen *Canones* zusammenfasste und publizierte.

1.5 Das Mittelalter

Wer diese Schriften allerdings nach Europa brachte, hatte es schwer, denn im christlichen Mittelalter wurde gründlich aufgeräumt, da die antiken Schriften als Heidenwerk angesehen wurden. Akademisch gebildeten *Ärzten* wurde misstraut, sie fielen der Inquisition zum Opfer, sofern sie Erfolge aufzuweisen hatten. Waren sie nicht erfolgreich, wurden sie von den Hinterbliebenen ihrer Patienten erschlagen. Heilkundige Frauen wurden als Hexen auf dem Scheiterhaufen verbrannt.

Der Verlust des antiken Standards, das Vergessen ätiologischer Kenntnisse, Körper- und Sexualfeindlichkeit und enge Wohnverhältnisse führten schnell zu unglaublichen unhygienischen Zuständen. Aquädukte wurden durch Pumpen neben der Sickergrube für Fäkalien ersetzt, der Abwasserkanal wich einem Nachttopf, dessen Inhalt morgens aus dem Fenster gekippt wurde. Neben den Flöhen, die von Ratten übertragen wurden, waren auch anderes Ungeziefer die Ursache von Seuchen, die ganze Landstriche entvölkerten. Die Schuld suchte man in *Miasmen*, den ungesunden Ausdünstungen der Kranken. Allein die Namensgebung der Malaria (*Mala Aria* bedeutet *schlechte Luft*) zeugt davon. Die Malaria war bis weit ins 19. Jahrhundert auch in Europa heimisch.

Die Nürnberger Stadtväter mussten sich den Vorwurf der Verschwendung gefallen lassen, als im 14. Jahrhundert jeder Patient des Heilig-Geist-Spitals ein Bett erhielt. In anderen Anstalten war es durchaus üblich, dass sich fünf und mehr Kranke ein Bett teilten. Das war sicherlich warm und in manchen Fällen auch angenehm (schließlich wurde nicht nach Männer- und Frauenstationen unterschieden), aber aus infektiologischer Sicht eher fragwürdig. Während in Indien ästhetische Nasenkorrekturen und im präkolumbianischen Amerika Schädeleröffnungen erfolgreich vorgenommen wurden, blieben dem europäischen Chirurgen Infektionen meist nicht erspart. Instrumente wurden, wenn überhaupt, nur grob gereinigt. Die unvermeidliche Folge war der gefürchtete *Hospitalbrand*. Heute würde man von einer nosokomialen Infektion reden. Die damaligen Maßnahmen der Ärzte brachten nur marginale Verbesserungen.

1.6 Die Neuzeit

Hygienische Verbesserungen erfuhren nur der Adel und die bürgerliche Oberschicht. Die sozialen Veränderungen durch die Proletarisierung der Bevölkerung ließen diese nur kränker und anfälliger werden. Mangelernährung und enge, ungesunde Wohnverhältnisse bereiteten Krankheiten wie der Tuberkulose den Weg. Die aufkommende Promiskuität und die aus der Not geborene Prostitution führten zu einem sprunghaften Anstieg der sexuell übertragbaren Infektionen. Durch die Arbeitsbelastungen entstanden Berufserkrankungen. Besonders schlimm betroffen waren die Kinder. Als im 19. Jahrhundert der preußische Kriegsminister feststellen musste, dass es nicht mehr ausreichend gesunde Rekruten gab, wurde die Arbeitszeit im Bergbau für Kinder unter zehn Jahren auf zwölf Stunden am Tag verkürzt! Einen Gesundheitsminister gab es damals noch nicht.

Endlich wurde das ungesunde Wasser als eine Krankheitsursache erkannt. 1828 warnte ein Flugblatt die Londoner vor dem Genuss des Themsewassers.

Bedeutende Forscher dieser Zeit waren Max von Pettenkofer, der als erster Lehrstuhlinhaber für Hygiene in München die Grundlage für ein modernes Gesundheitswesen bereitete. Seine Form der Wasser- und Abwasserwirtschaft führte zu einem rapiden Rückgang der Cholera.

Robert Koch, zunächst Landarzt in Wollstein, gehört zu den Vätern der Mikrobiologie. Seine Arbeiten brachten die Erforschung der Infektionskrankheiten in aller Welt einen großen Schritt weiter. Nachdem er die Ätiologie und den Erreger der Tuberkulose entdeckt hatte, wurde er zum ersten Leiter eines staatlichen Gesundheitsamts berufen.

Louis Pasteur, sein französisches Pendant, war ursprünglich Chemiker und Weinbauer. Seine Arbeiten zur Impfprophylaxe machten ihn schnell weltbekannt.

1899 wurde Hamburg von einer verheerenden Choleraepidemie heimgesucht. Wieder einmal war es das Trinkwasser, das die Seuche aus dem Brunnen ins Haus brachte. Ursache war wieder die fehlende Kanalisation, die die Verbreitung der Seuche begünstigte. Im benachbarten Altona gab es bereits Wasser- und Abwasserleitungen. Die Seuche hatte dort keine Chance. Vor den Toren Hamburgs wurden

Zeltlazarette angelegt, um die Kranken von den Gesunden zu trennen. Die Wohnverhältnisse der Arbeiter im Kaiserreich ließen eine Isolierung nicht zu. Wo achtköpfige Familien und mehrere *Schlafburschen* in einem einzigen Raum hausten, waren Infektionskrankheiten programmiert.

In der Sozialhygiene war man nicht untätig geblieben. In Zeitschriften (die sich nur die Reichen leisten konnten), wurde für das Bad geworben. Sicher eine segensreiche Idee. Es ist aber zu bedenken, dass die zehn Pfennig für ein Bad dem heutigen Wert von zehn Euro entsprachen. Für viele war das ein unerschwinglicher Luxus. *„Die Kunst, das Leben des schönen Geschlechtes zu verlängern"* war der Titel einer Schrift aus dem ausgehenden 18. Jahrhundert. Hier wandte man sich bewusst an die bürgerlichen Frauen, die, anders als in der Arbeiterfamilie, nicht berufstätig waren. Sie sollten als – natürlich unbezahlte – Säule der Familie, als Krankenpflegerin und als Hüterin von Haus und Hof herangezogen werden. Bildung, vor allem akademische Bildung, war ihnen versagt.

1.7 Der Fortschritt in der Krankenhaushygiene

Während 1870 noch im Frack operiert wurde und ein Karbolnebel das Operationsgebiet und die Instrumente benetzte, wurden um 1900 bereits weiße Kittel benutzt. Es wurde aber immer noch im Hörsaal operiert. Das ist heute undenkbar, sollte aber bis weit ins 20. Jahrhundert gängige Praxis bleiben.

Inzwischen hatten auch clevere Geschäftemacher entdeckt, dass mit Hygiene Geld zu verdienen war. Die Zeitschrift *„Der Eheberater"* wurde als hygienische Volksbelehrung verkauft und kann als Vorläufer des heutigen Dr.-Sommer-Teams aus dem Bravo-TV bezeichnet werden. Vielleicht war es auch nur der Gedanke, mit Hilfe der Sexualität den Umsatz zu steigern, was man heute als *sex sells* bezeichnet. In dieser Zeitschrift wurde auch erstmals für Kondome (aus Fischblasen) geworben, sie enthielt auch eine Anleitung zur Herstellung von Menstruationsbinden. Bislang hatte sich die vornehme Dame an diesen Tagen als unpässlich zurückgezogen. Die Arbeiterin oder Bäuerin hatte dieses Privileg nicht, ignorierte die Blutung und arbeitete einfach weiter.

Der Rassenwahn tobte sich in Deutschland in seiner perfidesten aber auch perfektionierten Form aus. *Rassenhygieniker* versuchten, dem Rassismus einen wissenschaftlichen Anstrich zugeben. Ein Bild aus einem Kalender des Jahres 1936 machte Juden und Marxisten zu Infektionserregern und appellierte an dumpfe Instinkte. Leider zeigt die Geschichte, dass Derartiges immer noch und wieder, in Deutschland und anderswo, möglich ist.

In der so genannten Dritten Welt ist der Hygienestandard weit von dem der Industrieländer entfernt, da er für diese Länder unbezahlbar ist. Nicht das mangelnde Wissen ist hier ausschlaggebend, sondern die Armut. Die Kolonisation dieser Gebiete war daran sicherlich nicht ganz schuldlos. Aber auch in den westlichen Industrieländern steht es nicht immer zum Besten. Drogen, Armut, Arbeitslosigkeit, Impfmüdigkeit und Umweltverschmutzung lassen Infektionen wieder aufleben, die man bereits als überwunden glaubte.

Ferntourismus, multiresistente Erreger, mutierte Bakterienstämme, Bevölkerungsexplosion, neue Erreger wie BSE/HSE und die AIDS-Problematik gehören zu den präsenten und zukünftigen Bedrohungen der Menschheit. Die überwiegend armen betroffenen Länder der Erde können sich nicht selbst helfen. Es bedarf der Solidarität der Völker, ohne Unterschiede in Rasse, Religion, staatlicher oder politischer Zugehörigkeit und gesellschaftlichem Status, um diese Probleme zu lösen. Das erfordert ein großes Maß an Philanthropie und viel Geld.

Erich Kästner, der oft als harmloser Kinderbuchautor vermarktet wird, war in Wirklichkeit ein beißender Gesellschaftskritiker. Er schrieb: „......... *ach, gäbe es nur ein paar Dutzend Weise mit sehr viel Geld!*“

2 Rechtliche Grundlagen

2 Rechtliche Grundlagen

2.1 Das Infektionsschutzgesetz (IfSG)

Die oberste Rechtsquelle für die Podologen ist das Infektionsschutzgesetz (IfSG). Es wurde mit dem 01.01.2001 in Kraft gesetzt und ersetzt das alte Bundesseuchengesetz und einige andere Rechtsquellen und Verordnungen, wie das Gesetz zur Bekämpfung der Geschlechtskrankheiten, die Laborberichtsverordnung und die Verordnungen zu BSE/HSE und EHEC.

Das Gesetz soll vor allem die Effizienz des öffentlichen Gesundheitswesens stärken und der Prävention übertragbarer Erkrankungen dienen. Außerdem wird in diesem Gesetz die Meldepflicht modifiziert. Sie wird jetzt auf alle medizinischen Fachberufe ausgedehnt. Damit fallen erstmals auch die Podologen und Heilpraktiker darunter, die bislang nur ein Behandlungsverbot bei einigen übertragbaren Krankheiten hinzunehmen hatten. Des Weiteren enthält das Gesetz Regelungen

- zum Wasser für den menschlichen Gebrauch,
- für Gesundheitsuntersuchungen,
- zum Umgang mit Krankheitserregern,
- zur Eindämmung von Risiken durch Gesundheitsschädlinge.

Es ist ein sehr komplexes Gesetzeswerk, das bei konsequenter Anwendung tatsächlich eine wesentliche Verbesserung darstellt. Allein die Regelung, im Lebensmittelgewerbe nicht nur eine einzige Untersuchung überhaupt, sondern eine jährlich zu wiederholende Belehrung anzuordnen, erscheint trotz des Aufwands sinnvoller als im alten Recht. Bis zum Jahr 2001 wurde einmal im Leben eine Untersuchung des Beschäftigten auf übertragbare Krankheiten gefordert. Diese ist seit Inkrafttreten des IfSG abgeschafft und durch eine jährliche Belehrung ersetzt. Die Arbeitsplätze werden normalerweise nur in Augenschein genommen. Das gilt auch für die Lebensmittel. Eine mikrobiologische Untersuchung findet nur bei Auffälligkeiten statt. Die Folgen solch laxer Hygienevorschriften können dann in den Medien verfolgt werden, zum Beispiel beim so genannten Gammelfleisch-Skandal etc.

2.1.1 Die einzelnen Abschnitte des Infektionsschutzgesetzes

Das IfSG enthält im Einzelnen die folgenden Abschnitte:

- allgemeine Vorschriften,
- Koordinierung und Früherkennung,
- Meldewesen,
- Verhütung übertragbarer Krankheiten,
- Bekämpfung übertragbarer Krankheiten,
- zusätzliche Vorschriften für Schulen und Gemeinschaftseinrichtungen,
- Wasser,
- gesundheitliche Anforderungen an das Personal beim Umgang mit Lebensmitteln,
- Tätigkeiten mit Krankheitserregern,
- zuständige Behörden,
- Angleichung an Gemeinschaftsrecht,
- Entschädigung in besonderen Fällen,
- Kosten,
- Sondervorschriften,
- Straf- und Bußgeldvorschriften,
- Übergangsvorschriften.

2.1.2 Die Forderungen des Infektionsschutzgesetzes

Für die Hygiene in medizinischen Berufen sind nunmehr einige Forderungen enthalten, die vor allem der Qualitätssicherung dienen:

- Alle medizinischen Einrichtungen sind verpflichtet, eine Statistik ihrer nosokomialen (dort erworbenen) Infektionen zu führen, diese Statistik zehn Jahre aufzubewahren und auf Verlangen der zuständigen Behörde zugänglich zu machen.
- Diese Verpflichtung gilt auch für festgestellte Antibiotikaresistenzen, besonders für multiresistente Keime.

- Das RKI (Robert Koch-Institut) legt den Umfang dieser Statistik fest.
- Die Richtlinien des RKI haben nunmehr Verordnungscharakter.

2.1.3 Meldepflicht

In der Meldepflicht wird nicht mehr nach Verdacht, Erkrankung oder Tod unterschieden. Die Meldepflicht gilt grundsätzlich wie bisher für

- Botulismus (meist Lebensmittelvergiftung),
- Cholera,
- Diphtherie,
- Virushepatitis,
- hämorrhagisches Fieber,
- Anthrax (Milzbrand),
- Rabies (Tollwut),
- Pest,
- Poliomyelitis (Kinderlähmung),
- Typhus/Paratyphus.

Neu aufgenommen wurden:

- HSE/BSE,
- HUS/EHEC,
- Masern,
- Meningokokken-Meningitis und -Sepsis.
- Tuberkulose auch: Behandlungsabbruch!

Direkt an die WHO (World Health Organization = Weltgesundheitsorganisation) werden gemeldet:

- Cholera,
- Diphtherie,
- Fleckfieber,
- Gelbfieber,
- hämorrhagisches Fieber,

- Pest,
- Poliomoyelitis,
- Rückfallfieber,
- epidemische Influenza.

Die direkte Meldung an die WHO und an das RKI wird von den örtlichen Gesundheitsbehörden durchgeführt. Voraussetzung für die Effizienz der angestrebten Maßnahmen ist jedoch eine unverzügliche Meldung. Für den Podologen ist also immer – übrigens auch zu Auslegungsfragen der Rechtsquellen – die örtliche Behörde zuständig. Enteritis infektiosa (Darminfektion) wird nur noch bei Mitarbeitern in der Lebensmittelbranche, im medizinischen Bereich, in Gemeinschaftseinrichtungen oder bei zwei oder mehr Erkrankungen mit epidemiologischem Zusammenhang meldepflichtig. Es ist also nicht mehr jeder Salmonellennachweis mitzuteilen, aber jede Erkrankung eines Menschen, der einen anderen anstecken kann. Bei der Berührung eines der Tollwut verdächtigen Tieres oder Kadavers ist dies ebenso zu melden. Zwei oder mehr nosokomiale Infektionen mit demselben Erreger unterliegen der Meldepflicht, ebenso über das normale Maß hinausgehende Impfreaktionen.

Die Mehrzahl der Meldungen hat namentlich zu erfolgen. Sie enthalten jetzt mehr Informationen:

- Patientendaten: Name, Vorname, Geburtsdatum, Wohnsitz, Beruf,
- (Verdachts-)Diagnose, Beginn, gegebenenfalls Ausgang,
- wahrscheinliche Quelle: Land, in dem die Infektion erworben wurde,
- Labor, das die Untersuchung durchführt,
- gegebenenfalls Verlegung,
- Meldender.

Die Labors sind verpflichtet, weitere 47 verschiedene Erregernachweise nichtnamentlich zu melden. Gleichfalls nichtnamentlich erfolgt die Meldung bei sexuell übertragbaren Krankheiten, Echinokokken, HIV, Malaria, Röteln und Toxoplasmose. Hier ist der Name nach Vorgaben des RKI zu verschlüsseln. Diagnose und Material sowie das nachweisende Labor und die Infektionsquelle sind anzugeben. Hilfestellung bietet wiederum die Gesundheitsbehörde. Dort sind auch die jeweils erforderlichen Vordrucke erhältlich.

2.1.4 Verstoß gegen das Infektionsschutzgesetz

Verstöße gegen das Gesetz werden mit Bußgeldern geahndet, die in schweren Fällen bis zu 25.000 € betragen können!

2.2 Weitere Vorschriften

In den einzelnen Bundesländern existieren unterschiedliche Vorschriften, die nicht nur die Gesundheitsberufe betreffen. In Bayern zum Beispiel gibt es die Bayerische Verordnung zur Verhütung übertragbarer Krankheiten. Diese Verordnung

- befasst sich mit durch Blut übertragbare Krankheiten, besonders Hepatitis B, C, HIV,
- gilt für alle Medizinalberufe,
- gilt auch für Piercing- und Tattoostudios,
- gilt für den Bereich der Prostitution.

Diese Verordnung regelt

- die Desinfektion und Sterilisation von Instrumenten, Haut und Händen,
- die Auswahl der Desinfektions- und Sterilisationsverfahren und -mittel,
- die sachgerechte Abfallentsorgung,
- die Überwachung durch das Gesundheitsamt.

Hintergrund und Aufgabe dieser Verordnung ist die Prävention der durch Blut übertragbaren Infektionen. Die HIV-Infektion war der Auslöser für die Entstehung dieser Verordnung. Inzwischen ist jedoch bekannt, dass die durch Blut übertragbaren Hepatitiden B und C wesentlich infektiöser sind.

Bei eindeutig kontaminiertem Instrumentarium liegt die Übertragungsrate bei

Hepatitis B	über 30 %,
Hepatitis C	bei 3 – 5 %,
HIV	unter 0,5 %.

Nachdem die Hygieneverordnung aus der Angst vor AIDS heraus entstanden ist, verlangt die Verordnung die Kondompflicht bei Prostituierten und die Verwendung von Schutzhandschuhen in Gesundheitsberufen.

Ebenso beeinflusst das Medizinproduktegesetz (MPG), das sich an Hersteller und Vertreiber wendet, und die Medizinproduktebetreiberverordnung (MPBetrV) die Gesundheitsberufe.

2.3 Medizinproduktegesetz (MPG) und Medizinproduktebetreiberverordnung (MPBetrV)

Das Medizinproduktegesetz wendet sich an die Hersteller von Medizinprodukten. Damit werden aber nicht nur Hersteller und Lieferanten angesprochen. Wer in seiner Einrichtung ein Instrument aufbereitet, unterliegt ebenfalls diesem Gesetz. Durch die Sterilisation einer Pinzette wird man mit allen Konsequenzen zum Hersteller eines Medizinprodukts! Das mag zunächst schikanös erscheinen, hat aber seinen Sinn, denn die bisherigen Erfahrungen haben gezeigt, dass die Instrumentenaufbereitung in vielen Einrichtungen mit wenig Sachkenntnis betrieben wurde, oder dass die Qualitätssicherung oft aus wirtschaftlichen Erwägungen nicht in vollem Umfang angewendet wird. Die Aufbereitung ist nun in der Medizinproduktebetreiberverordnung (MPBetreibV) geregelt. Alle Medizinprodukte werden nach den folgenden Kriterien unterschieden:

- Unkritische Medizinprodukte
  Alle Gegenstände, die mit intakter Haut in Berührung kommen.

- Semikritische Medizinprodukte
  Gegenstände, welche die intakte Haut durchtrennen können.
- Kritische Medizinprodukte
  Alle Gegenstände, die schwer zu reinigen sind oder lange Innenlumina besitzen. Hierunter fallen insbesondere Endoskope und Instrumente der minimalinvasiven Chirurgie.

Für unkritische Medizinprodukte reicht in der Regel eine desinfizierende Reinigung bei Patientenwechsel.

Semikritische Produkte, die ja mit krankhaft veränderter Haut in Berührung kommen, erfordern eine desinfizierende Reinigung, soweit möglich Sterilisation nach jedem Gebrauch und kontaminationsfreie Lagerung bis zum Einsatz.

Kritische Produkte müssen steril zum Einsatz kommen. Das erfordert eine zur Sterilisation geeignete Verpackung vor der Sterilisation, sterile Lagerung und Ablage auf einer sterilen Fläche bis zur Verwendung.

Hier wird an die Gesundheitsberufe ein großer Teil der Verantwortung abgegeben. Die Forderung nach größtmöglicher Sorgfalt dient letztendlich der Versorgungsqualität und dadurch dem Benutzer und dem Kunden. Dies hat die geltende Rechtsprechung mehrfach festgelegt oder bestätigt. Bereits in den 1960er Jahren wurden folgende Grundsätze für die Sorgfaltspflicht erhoben:

- Der Therapeut ist verpflichtet, die größtmögliche Sorgfalt walten zu lassen, um Schäden für den Kunden zu vermeiden.
- Die dafür aufgewendeten Maßnahmen sind zu dokumentieren, um im Streitfall die aufgewendete Sorgfalt nachweisen zu können.
- Der Kunde muss über mögliche Gefahren aufgeklärt werden.
- Im Streitfall hat nicht der Kunde den Fehlernachweis zu erbringen, sondern der Therapeut hat nachzuweisen, dass er alle Voraussetzungen geschaffen hat, mögliche Fehler zu vermeiden (Beweislastumkehr).

Das Robert Koch-Institut hat in seinen Richtlinien zur Erkennung und Verhütung von Krankenhausinfektionen ein ständig aktualisiertes

Werk geschaffen, das auch den Praxen zu empfehlen ist, zumal es im IfSG Verordnungscharakter erhalten hat.

Hier werden *Evidenzkategorien* unterschieden, aus denen sich erkennen lässt, wie verlässlich die Empfehlungen sind.

Kategorie 1a: Hier liegen Studien vor, die diese Thesen wissenschaftlich bewiesen stützen. Damit ist diese Empfehlung absolut verlässlich.

Kategorie 1b: Diese Empfehlung basiert auf der übereinstimmenden Meinung eines Expertengremiums – mit oder ohne wissenschaftlicher Begründung. Damit ist diese Empfehlung ein starkes Argument in der Diskussion und hat im Falle einer juristischen Auseinandersetzung den Charakter eines vorgezogenen Sachverständigengutachtens.

Kategorie 2: *„Wir haben einen gefragt, der sich mit so was auskennt"*. Hier wurde die Empfehlung aufgrund einer Expertenmeinung gegeben. Es ist zu bedenken, dass nicht nur die meisten Experten selbsternannt, sondern auch von der Industrie abhängig sind, also ein wirtschaftliches Interesse vertreten (müssen).

Kategorie 3: Über diese Empfehlung gibt es keinen Konsens. Im Klartext bedeutet das, dass die Aussage eigentlich nicht zu verwerten ist.

Kategorie 4: Diese Kategorie sagt aus: *„Keine Diskussion! Hier gibt es ein Gesetz/eine Verordnung"*. Insoweit eigentlich eine Erleichterung, wie sie mancher Kollegen wünscht. Tatsächlich gehen aber Gesetze und Verordnungen meist bis an die Obergrenze des Möglichen, weil sie in der Befürchtung erstellt werden, für die eventuellen Folgen haften zu müssen. Auch muss hinterfragt werden, ob es sich immer auch wirklich um eine rechtlich verbindliche Vorschrift handelt, wenn der Vertreter einer Organisation oder Firma eine Forderung stellt.

Für die Aufbereitung aller Medizinprodukte wird die erforderliche Sachkenntnis gefordert. Kritische Produkte dürfen nur von Personen aufbereitet werden, die einen von der DGSV (Deutsche Gesellschaft für Sterilgutversorgung) anerkannten Sachkenntnisnachweis besitzen, zum Beispiel der Lehrgang *Technischer Sterilisationsassistent*. Eine OP-Fachweiterbildung reicht hier nicht aus.

Jedes Medizinprodukt ist deswegen zu beurteilen und geeignete Aufbereitungsverfahren sind festzulegen. Dies umfasst die folgenden Schritte:

- Entsorgung nach Gebrauch,
- Desinfektion,
- Reinigung,
- Verpackung,
- Sterilisation,
- Lagerung,
- Freigabe zum Einsatz.

Jeder einzelne Schritt ist im Hygiene- und Desinfektionsplan festzulegen. Die festgelegten Schritte werden dokumentiert und müssen eingehalten werden. Nur so kann die Qualität der Aufbereitung gesichert werden.

Die frühere *Unfallverhütungsvorschrift Gesundheitsdienst (UVV 8.0)* wurde inzwischen durch die Regelungen des Arbeitssicherheitsgesetzes ersetzt. Das bedeutet, der Praxisinhaber muss sich die entsprechenden Rechtsquellen selbst heraussuchen. Das ist keine leichte Aufgabe. Hilfe bietet eine Beratung durch den gewerbeärztlichen Dienst. Eine gute und sichere Quelle ist hier die Technische Regel für biologische Arbeitsstoffe 250 (TRBA 250), die als Anwendungsvorschrift der Biostoffverordnung normativen Charakter besitzt und damit sogar die höhere Rechtsquelle über der UVV darstellt, die letztlich nur eine versicherungsrechtliche Vorschrift war.

3 Haut- und Händehygiene

3 Haut- und Händehygiene

Infektionserreger hupfen nicht – wir tragen sie auf Händen (oder Füßen?)!

Jeder Therapeut ist für die Hygiene in seinem Bereich selbst verantwortlich. Deswegen kann auch nur er selbst mit Verantwortungsgefühl und Disziplin entscheidend zur Verhinderung von Infektionen beitragen. Infektionserreger sind überall; sie können aber nur in wenigen Ausnahmefällen ohne einen Überträger von Mensch zu Mensch gelangen. Solche Überträger sind in der Podologie neben Instrumenten, Externa, Sekreten, Ausscheidungen und Wasser vor allem die Hände. Diesen muss bei den Hygienemaßnahmen besondere Aufmerksamkeit geschenkt werden.

Im Jahr 1847 erkannte der ungarische Gynäkologe Ignaz Semmelweis in Wien, dass die damals hohe Letalität bei Wöchnerinnen vor allem durch ungewaschene Hände verursacht wurde. Seine einzige Maßnahme, die Händedesinfektion mit Chlorkalk (!), senkte die Letalität innerhalb von drei Monaten von 20 % auf 2 %. Die durch den Chlorkalk hervorgerufenen dermatologischen Schäden führten bereits kurz danach zur Einführung von Gummihandschuhen durch den Chirurgen Halstead. Heutzutage bieten Handschuhe Sicherheit. Diese ist jedoch nicht immer gewährleistet, da unter der luftdichten Schicht Hautpilze ideale Wachstumsbedingungen finden können. Beim Ausziehen der Handschuhe ist daher eine Desinfektion ebenfalls notwendig.

3.1 Händehygiene

Die konsequente Händehygiene läuft in vier Stufen ab:

- Kontaminationsschutz
- Reinigung

- Desinfektion
- Hautpflege

Die Unfallversicherung forciert die Aussage *erst desinfizieren, dann waschen*. Das wird von den meisten Hygienikern so nicht vertreten. Die Aussage bezieht sich auf die Desinfektion nach grober Verschmutzung, zum Beispiel mit Fäkalien oder Eiter. Hier wird empfohlen, die Hände zunächst mit einem desinfektionsmittelgetränkten Einmaltuch zu reinigen, dann zu waschen und anschließend zu desinfizieren.

3.1.1 Desinfektionsmittel

Händedesinfektionsmittel bestehen im Wesentlichen aus Alkohol. Alkohol desinfiziert in einer Konzentration von 70 – 90 % und wirkt dann sicher gegen Pilze, Bakterien und die meisten Viren innerhalb von 30 Sekunden, jedoch nicht gegen Bakteriensporen. Deshalb ist die Desinfektion in Kombination mit der Reinigung unumgänglich. Für den Hausbesuch bieten sich die alkoholischen Händedesinfektionstücher (Sterillium-Tücher®) an. Aus dermatologischen Gründen dürfen ausschließlich Produkte verwendet werden, die hautpflegende Substanzen enthalten. Diese Substanzen können jedoch nur in die trockene Haut eindringen. Die Anwendung auf feuchter Haut verbietet sich, auch weil das Desinfektionsmittel damit verdünnt wird und an Wirksamkeit verliert.

Sofern Desinfektionsmittel in Großgebinden geliefert werden, dürfen sie nur in Apotheken unter Anwendung der Sporenfilterung in sterile Flaschen umgefüllt werden. Ein Umfüllen in der Praxis ist nicht zulässig. Zudem sind Hände- und Hautdesinfektionsmittel mit einer Chargennummer und einem Verfallsdatum versehen, das nach einem Nachfüllen der Verbrauchsgebinde nicht mehr stimmt. Die aufgedruckten Gefahrensymbole sollen den Anwender schützen. Fehlen diese Symbole, sind Fehler programmiert.

3.1.2 Hautpflege

Zur Erhaltung der gesunden Haut und des damit verbundenen Infektionsschutzes gehört die Hautpflege. Vor Beginn der Arbeit sollte die Haut mit schützenden Substanzen, zwischendurch mit pflegenden Mitteln und nach der Arbeit mit fetthaltigen Substanzen versorgt werden.

Alle Hygienemaßnahmen sind in einem Desinfektionsplan festzuhalten, der vorgeschrieben ist. Dazu gehört auch ein Hautschutzplan. Beide Pläne sind an einem geeigneten Arbeitsplatz in der Praxis auszuhängen. Sie ersetzen jedoch nicht den kompletten Hygieneplan nach der TRBA 250.

3.2 Behandlungsmaßnahmen

Vor Beginn jeder Behandlungsmaßnahme ist zu prüfen, ob eine Hautdesinfektion notwendig ist. Wird die Haut durchtrennt, ist eine Hautdesinfektion unbedingt erforderlich. Diese erfolgt durch alkoholische Präparate, die oft zusätzliche Desinfektionssubstanzen enthalten. Bei offenen Hautstellen können Schleimhautdesinfektionsmittel auf wässriger Basis eingesetzt werden, die weniger Schmerzen verursachen. Ein reines Einsprühen genügt in keinem Fall. Die Desinfektion erfolgt durch Auftragen mittels eines Mull- oder Zellstofftupfers, der bei der Produktion einmalig sterilisiert wurde, jedoch nicht steril zum Einsatz kommen muss. Hautdesinfektion – eigentlich Hautvorbereitung – erfordert

- Reinigung,
- Entfettung,
- Desinfektion.

Sie läuft in drei Schritten ab:

- sattes Einsprühen,
- Abreiben mit Tupfer, bei offenen Stellen nur abtupfen,
- erneutes Einsprühen und trocknen lassen.

Soll oder kann die Haut durchtrennt werden, kommen sterile Tupfer zum Einsatz. Diese Prozedur wird zweimal wiederholt. Gefärbte Desinfektionsmittel werden eingesetzt, wenn die Sichtbarkeit der Grenzen des desinfizierten Bereichs erforderlich ist.

Wird tatsächlich einmal versehentlich die Haut durchtrennt, ist der Patient unbedingt einem Chirurgen vorzustellen. Dies gilt insbesondere bei Diabetikern oder Patienten mit Durchblutungsstörungen. Ein Diabetologe sollte dringend hinzugezogen werden.

3.3 Händereinigung

3.3.1 Waschen

Den Wasserhahn nur leicht aufdrehen (Spritzgefahr, Wasserverbrauch). Die Hände mit Flüssigseife aus dem Spender gründlich reinigen. Mit einem Papierhandtuch sorgfältig abtrocknen und mit dem

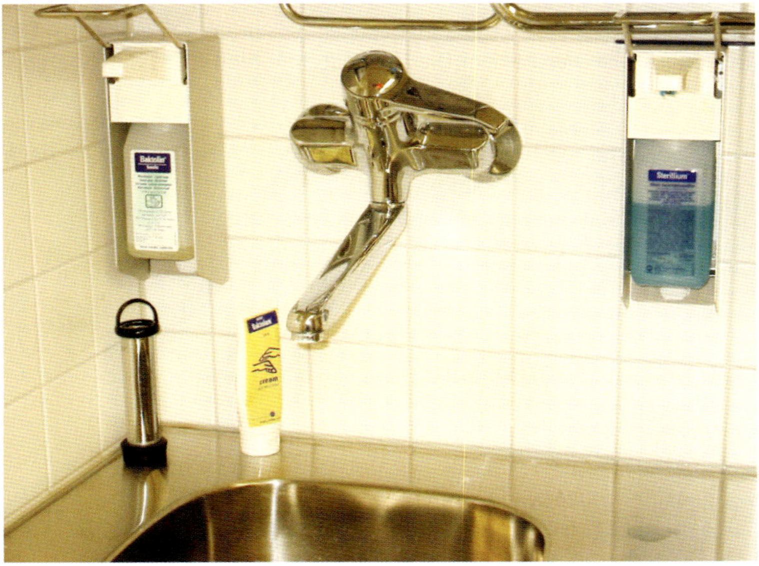

Händewaschplatz mit Seifen-, Handtuch- und Desinfektionsmittelspender sowie Einmalhandtüchern

benutzten Handtuch den Wasserhahn zudrehen. Dadurch wird vermieden, dass die auf dem Wasserhahn befindlichen Keime wieder aufgenommen werden. Die Hände sollten immer gewaschen werden

- bei Dienstbeginn und Dienstende,
- nach dem Toilettenbesuch,
- nach Husten, Niesen, Schnäuzen und Nasebohren,
- vor der Einnahme von Mahlzeiten,
- vor dem Vorbereiten und Verabreichen von Therapeutika,
- vor Behandlungsmaßnahmen.

3.3.2 Desinfektion

Sind die Hände stark verunreinigt, sollten diese zuerst mit einem desinfektionsmittelgetränkten Papiertuch grob gesäubert, dann desinfiziert werden. Eine Hohlhand voll Händedesinfektionsmittel aus dem Spender so lange in die Hände einreiben, bis der Alkohol verdunstet und der rückfettende Zusatz eingezogen ist (zirka 30 Sekunden). Benetzungslücken vermeiden! Die Händedesinfektion muss durchgeführt werden

- vor und nach infektionsgefährdenden Arbeiten (auch wenn Handschuhe getragen werden!),
- nach Kontakt mit Blut und Wundsekreten,
- vor und nach Verbandwechsel,
- vor und nach Behandlungsmaßnahmen.

3.4 Schutzhandschuhe

Handschuhe sollten benützt werden

- zum Schutz des Patienten vor Infektionen,
- zum Schutz des Personals.

Für die verschiedenen Tätigkeiten stehen im Allgemeinen drei Handschuharten zur Verfügung.

3.4.1 Haushaltshandschuhe

Wegen ihrer Reißfestigkeit und Stabilität sind diese Handschuhe zum mehrmaligen Gebrauch bestimmt. Haushaltshandschuhe sollten bei allen Reinigungs- und Desinfektionsarbeiten verwendet werden. Da sie von mehreren Personen benutzt werden können, ist nach dem Ablegen die Innenseite nach außen zu wenden, um ein Trocknen des Vlieses zu ermöglichen.

Gemäß TRGS (Technische Regeln für Gefahrstoffe) 525 sowie der ehemaligen Unfallverhütungsvorschrift Gesundheitsdienst (GUV 8.1, § 7, 1982) müssen bei Arbeiten mit Desinfektionsmitteln Schutzhandschuhe getragen werden. Latex-Untersuchungshandschuhe sind hier unzureichend.

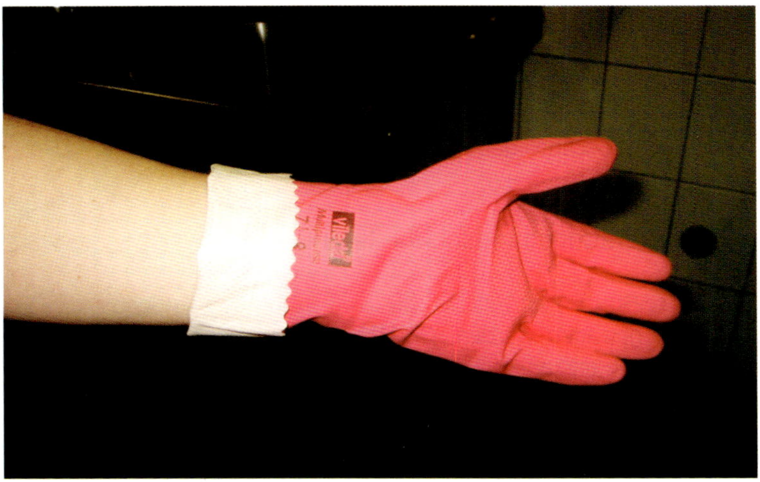

Mehrfach verwendbare Reinigungshandschuhe. Auch hier werden die Bündchen umgestülpt, um ein Benetzen der Unterarme zu vermeiden.

3.4.2 Einmalhandschuhe (unsteril) aus dem Spenderkarton (Latex, ungepudert)

Untersuchungshandschuhe werden überwiegend zum eigenen Schutz getragen und kommen zum Einsatz, wenn das Risiko einer Kontamination (Verschmutzung) mit infektiösem oder toxischem Material besteht, zum Beispiel bei

- Kontakt mit kontaminierten Körperarealen,
- Untersuchungen,
- Tätigkeiten, bei denen mit einer starken Verschmutzung der Hände zu rechnen ist,
- Verbandwechsel,
- Arbeiten mit Wasserbehandlung,
- Behandlungsmaßnahmen, soweit möglich und erforderlich,
- Umgang mit toxischen oder gesundheitsschädlichen Materialien.

Vermeintliche *Allergien*, die von den Handschuhen ausgelöst werden, sind in der Regel Anwenderfehler. Entweder wird der Handschuh auf feuchte Haut angezogen (besonders desinfektionsmittelfeuchte Haut), oder die Handschuhe werden zu lange getragen, wodurch sich die Haut nicht schnell genug erholen kann.

3.4.3 Operationshandschuhe (steril)

Stabile, reißfeste Handschuhe, die zum Schutz des Patienten vor Infektionen getragen werden. OP-Handschuhe kommen ausschließlich bei operativen und anderen sterilen Eingriffen (geplante oder mögliche Durchtrennung der Haut) zum Einsatz.

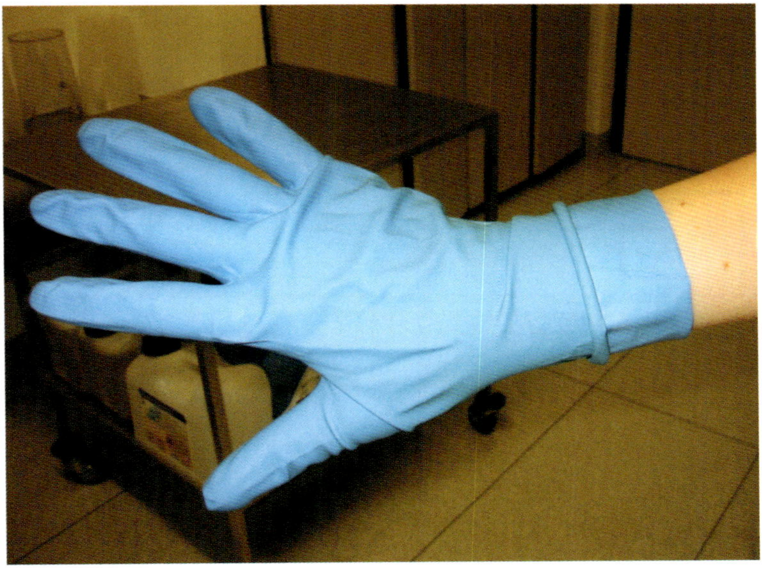

Chemiefeste Einmalhandschuhe. Die Bündchen sind umgestülpt, um ein Benetzen der Unterarme zu vermeiden.

3.5 Hautschutzplan

Was?	Wie? Ausführung	Womit? Produkt	Wann? Häufigkeit
Hautschutz 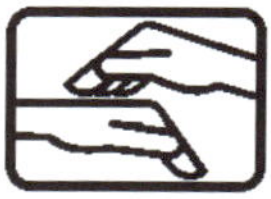	Hautschutzcreme gründlich in die Hände einreiben	Baktolan protekt® zum Schutz vor wasserlöslichen Arbeitsstoffen	Vor Arbeitsbeginn Nach Pausen
Hautreinigung 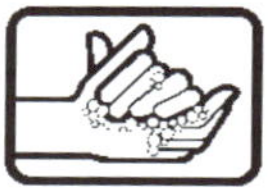	Waschlotion auf die feuchten Hände auftragen, aufschäumen und mit lauwarmem Wasser gründlich abspülen	Baktolin®	Bei Arbeitsbeginn Zur Hautreinigung vor der Händedesinfektion Bei Bedarf Bei Arbeitsende Nach Toilettenbesuch
Hautpflege 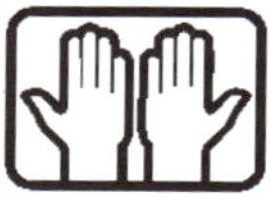	Hautpflegeprodukt gründlich in die Hände einmassieren	Baktolan balm®	Nach häufigem Händewaschen In den Pausen Bei Bedarf Nach Arbeitsende
Händedesinfektion 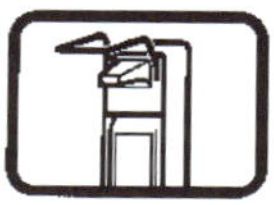	Alkoholisches Präparat *„Eine Hohlhand voll“* lückenlos in die trockenen Hände einreiben	Sterillium®	Vor und nach Tätigkeiten am Patienten Nach Kontamination Zur Vorbereitung reiner Arbeiten
Vorbeugender Hautschutz 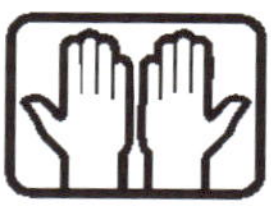	Nur auf trockene Hände anziehen	Handschuhe • Latex • Ungepudert • Flüssigkeitsdicht • Wechsel nach jeder Behandlung und bei Kontamination • Händedesinfektion beim Ausziehen	Bei allen Arbeiten mit Desinfektionsmitteln Bei möglichem Kontakt kontaminiertem Material
Handtücher zur Trocknung der behandelten Füße	Textiles Material (Frottee)	Waschmaschine 95°C	Personenbezogen einsetzen, nach jeder Behandlung zur Wäsche

3.6 Hautpilzprophylaxe

Hygieia ist nicht die Göttin der Seifensieder, Desinfektionsmittelhersteller oder Desinfektoren und schon gar nicht der statistischen Mathematik! Sie ist zuständig für die Gesunderhaltung, also für die Präventivmedizin. Deshalb hat sie in ihrem Plan die Prophylaxe vor die Diagnose und Therapie gesetzt.

Pilzinfektionen werden gefördert durch

- Feuchtigkeit,
- Wärme,
- Durchblutungsstörungen,
- Diabetes,
- Unsauberkeit,
- schlechte Lüftung.

Damit ist eigentlich schon klar, wo die Prophylaxe einsetzen muss.

Sprühgeräte in Saunen und Bädern sind überwiegend nutzlos. Alkoholische Lösungen können ein Brennen verursachen und sind inakzeptabel. Wässrige Lösungen benötigen eine längere Einwirkzeit und sind daher wirkungslos. Sind Pilze in Verunreinigungen wie Detritus, Hautfett, Schmutz oder ähnlichem eingeschlossen, werden sie vom Desinfektionsmittel nicht erreicht.

Die Entstehung der Fußpilzerkrankung wird durch die folgenden Prophylaxemaßnahmen wenn nicht verhindert, so doch zumindest deutlich erschwert.

- Für trockene Füße sorgen!
- Kochfeste Strümpfe tragen!
- Strümpfe täglich wechseln!
- Für trockene Schuhe sorgen!
- Viel barfuß gehen!

Bei einem Chirurgen aus Surabaya in Indonesien sind die bei uns häufigen Fußprobleme wie Fußpilz, Varikosis sowie die meisten Fehlstellungen nahezu unbekannt. Als er nach Deutschland kam, wurde er erstmals damit konfrontiert. Die Gewohnheit, so gut wie nie geschlossene Schuhe zu tragen, lässt in seiner Heimat diese Probleme kaum jemals entstehen.

Auf den Internetseiten von Hautkliniken werden Bilder von Hautinfektionen angeboten, die dem Podologen eine interessante Lektüre bieten. Hat sich ein Pilz erst einmal festgesetzt, muss oft eine langwierige und intensive Therapie vorgenommen werden. Diese umfasst neben allen genannten Prophylaxemaßnahmen

- die Sanierung der Grunderkrankung,
- die Hauthygiene,
- die fungizide Chemotherapie,
- den fungiziden Nagellack,
- die systemische Therapie.

Diese Therapie führt nur dann zum Erfolg, wenn sie wirklich konsequent und über einen längeren Zeitraum durchgeführt wird. Das Verständnis, die Compliance und die Disziplin des Patienten entscheiden letztendlich über Erfolg und Misserfolg.

4 Wunddesinfektion

4 Wunddesinfektion

Nur was sauber ist kann heilen!

Voraussetzung für eine Wundheilung ist das Entfernen von Sekreten, Detritus und Infektionserregern aus der Wunde. Absolut sterile Wundverhältnisse gibt es nicht, denn die intakte Haut ist mit den unterschiedlichsten Keimen besiedelt. Dazu gehören neben den apathogenen Keimen der physiologischen Hautflora auch pathogene oder potenziell pathogene Erreger. Diese gilt es so gut wie möglich zu eliminieren, damit die Wunde regenerieren kann. Klassische Entzündungszeichen sind

- Schmerzen,
- Rötung,
- Überwärmung,
- Ödeme,
- Sekretion,
- Geruch.

4.1 Wundheilung

Die Wundheilung erfolgt in drei Phasen.

1. Die inflammatorisch/exsudative Phase
   Hier füllt sich der Wundspalt mit Flüssigkeit, die nicht nur der Blutstillung und Reinigung dient, sondern auch konkretisiert und die Wunde verschließt. Dieses Koagulum ist nicht nur der denkbar reinste Wundverschluss, es stellt auch die Voraussetzung für die zweite Phase dar.

2. Die proliferative Phase
   In das Koagulum wachsen Blutgefäße hinein, die Sauerstoff und Eiweiß für die dritte Phase heranschaffen.

3. Die regenerative Phase
   Der Organismus bildet neues Gewebe. In der Regel handelt es sich hier um Bindegewebe, das in der Folge noch etwas schrumpft und eine mehr oder weniger deutliche Narbe bildet.

Unabhängig von der Dauer des Heilungsprozesses und eventueller Komplikationen läuft die Heilung immer in diesen Phasen und in dieser Reihenfolge ab. Die Wundbehandlung ist verantwortlich, im Sinne eines *„primum non nocere"* zwar die Heilung zu unterstützen, die körpereigenen Mechanismen aber nicht zu stören oder gar zu verhindern. Der endgültige Wundverschluss kann auf verschiedene Arten erfolgen:

- Spontane Epithelisierung
  Wunden heilen oft spontan ab, wenn sie sauber und die Wundränder glatt und adaptiert sind. Eine chirurgische Intervention ist hier nicht erforderlich.

- Primärnaht
  Frische Wunden ohne Verschmutzung oder Infektionszeichen können vernäht und damit verschlossen werden.

- Sekundärnaht
  Wunden, die mehrere Stunden alt sind, Verunreinigungen oder Infektionszeichen aufweisen, dürfen nicht primär verschlossen werden. Hier erfolgt der chirurgische Wundverschluss erst nach erfolgter Wundreinigung. Sind die Wundränder schlecht adaptiert, bieten sich Situationsnähte an, um einen auch kosmetisch befriedigenden Wundverschluss vorzubereiten. Wunden, die in dieser Phase noch sezernieren, bedürfen einer Drainage zur Ableitung des Wundsekrets.

- Hauttransplantationen
  Ist der Hautdefekt so ausgedehnt, dass eine spontane Epithelisierung nicht zu erwarten oder durch einen Nahtverschluss nicht zu erreichen ist, kann die Transplantation eigener oder fremder Haut die Funktionalität wiederherstellen und ebenfalls ein kosmetisch befriedigendes Ergebnis erzielen. Hierher gehört auch der plastische Wundverschluss.

4.1.1 Vermeidung von Störfaktoren

Unbedingte Voraussetzung für das Anheilen eines Transplantats oder die Abheilung ist die Vermeidung der Störfaktoren einer Wundheilung. Solche Störfaktoren entsprechen dem *ALPI*-Prinzip:

- Allgemeinzustand des Patienten
  Voraussetzung für die Wundheilung ist die ausreichende Versorgung mit Eiweiß, Sauerstoff und Flüssigkeit an der Verletzungsstelle. Liegt ein schlechter Allgemein- oder Ernährungszustand vor oder ist der Patient von Immunschwäche oder einer konsumierenden Erkrankung betroffen, so ist diese Voraussetzung mehr oder weniger nicht gegeben. Auch die Therapie mittels zyto- oder virostatisch wirksamer Medikamente schränkt die Heilungschancen erheblich ein.

- Lokalisation der Wunde
  Ist eine Wunde mechanischer Belastung ausgesetzt, zum Beispiel durch Bewegung oder – auch nur zeitweise – durch Druck, so wird die Heilung durch die verminderte Durchblutung verlangsamt oder unmöglich. Ungünstige Hautstellen wie Hautfalten oder ständig feuchte Areale fördern die Mazeration und Infektionen.

- Perfusion
  Nur wenn in ausreichender Menge Sauerstoff und Nährstoffe zur Verfügung stehen, kann die Wundheilung stattfinden. Voraussetzung ist der An- und Abtransport der Stoffwechselpro-

dukte über die Blutbahnen. Die Durchblutung hängt von vielen Faktoren ab:

- Es muss ausreichend Flüssigkeit zur Verfügung stehen. Exsikkierte oder anämische Personen erfüllen diese Bedingung nicht. Die Aufgabe des Therapieverantwortlichen ist, für eine ausgeglichene Flüssigkeitsbilanz und den Hämoglobingehalt des Patienten zu sorgen. Hierzu gehört auch eine ausreichende Sauerstoffversorgung durch externe und interne Atmung.
- Der Kreislauf muss in der Lage sein, die Versorgung sicherzustellen. Daher ist die Sanierung der Kreislaufverhältnisse (Herzleistung/Blutdruck) eine weitere Voraussetzung der Wundheilung.
- Die Verbrauchsstelle muss versorgt und Abbauprodukte müssen entfernt werden. Durchblutungsstörungen, wie sie bei Diabetes, Arteriosklerose, aber auch bei Venostase vorkommen, verhindern eine optimale Kreislaufleistung.
- Mechanische Einflüsse behindern ebenfalls die Durchblutung. In der Podologie können diese durch ungeeignetes Schuhwerk verursacht werden. Bettlägerige Patienten erleiden Druckschäden an den Auflagestellen. Aber auch die Störung der venösen Entsorgung, die durch Fehler bei der Lagerung (Knierolle) oder in der Verbandtechnik entstehen, führen zur Minderdurchblutung.

- Infektionen
  Diese verbrauchen nicht nur den größten Teil des angelieferten Eiweißes und Sauerstoffs, sie führen auch durch Exsudation zu Behinderung der Wundreinigung und Gewebeneubildung. Die Grundlage der Heilung ist die Forderung nach sauberen Wundverhältnissen.

Diese vier Faktoren stellen in ihrer Gesamtheit die Grundlage der Wundheilung dar. Jeder einzelne Faktor ist zu erfüllen, um einen sicheren und schnellen Heilungserfolg zu erhalten.

4.2 Therapieformen

In der Vergangenheit haben Therapeuten versucht, der lokalen Infektion durch den Einsatz topisch wirkender Antibiotika (Salben, Puder, Styli oder imprägnierte Wundauflagen) Paroli zu bieten. Diese Therapieform gilt als obsolet. Lokalantibiotika haben gravierende Nachteile, die ihren Einsatz ohne besonders strenge Indikationsstellung und mikrobiologische Austestung verbieten:

- Das eingeschränkte Wirkspektrum der Lokalantibiotika führt zur Selektion resistenter Keime. Diese finden in der teilsanierten Wunde keinen Nahrungskonkurrenten mehr und können überwuchern. Das bedeutet, dass die eine Infektion durch eine andere ersetzt wird. Besonders die Überwucherung durch Pilze ist bei jeder Antibiotikatherapie zu befürchten.

- Der Patient wird gegen die Bestandteile der Externa sensibilisiert; topische Ekzeme oder Allergien können die Folge sein. Feuchte oder fetthaltige Bestandteile fördern die Mazeration der Haut und stören das Wundklima.

- Bilden die Infektionserreger durch unterschwellige Dosierung, wie sie bei entsprechend feuchten Wundverhältnissen nicht zu vermeiden ist, Resistenzen aus, geht ein potentes Antibiotikum für die systemische Therapie verloren.

Deswegen sollte die topische Antibiotikatherapie vermieden und durch örtliche Antisepsis ersetzt werden.

Es gibt strenge Anforderungen des Anwenders an ein Wundantiseptikum.

- Der Wirkungseintritt soll möglichst schnell, innerhalb einer Minute oder weniger Minuten, stattfinden. Es ist weder dem Therapeuten noch dem Patienten zuzumuten, länger als unbedingt nötig auf den Wirkungseintritt zu warten.

- Zur Erzielung des erforderlichen Erfolgs muss das Antiseptikum in die Tiefe des Gewebes penetrieren. Besonders bei Streptokokkeninfektionen, die sich infiltrativ ausbreiten, muss diese Tiefenpenetration vorliegen, ansonsten kann das Therapieziel nicht erreicht werden.

- Aus den bei den Lokalantibiotika genannten Gründen ist verständlich, dass Wirkungslücken den Einsatz des entsprechenden Mittels verbieten. Einige Mittel, die seit langer Zeit eingesetzt werden, wie PVP-Jod und Mercuchrom, brauchen bei verschiedenen Staphylokkenstämmen derartig lange Einwirkzeiten, dass in der Praxis von einer Wirkungslücke ausgegangen werden muss. Ihr Einsatz verbietet sich deswegen.

- Jede Wunde ist mit Eiweiß belastet, besonders infizierte Wunden. Ein Antiseptikum darf in seiner Funktion nicht durch einen Eiweißfehler eingeschränkt sein. Hier sind es wieder PVP-Jod und Mercuchrom, aber auch das gerne verwendete Chloramin, die durch die Eiweißeinwirkung einen deutlichen Wirkungsverlust erleiden.

- Schleimhaut und Wunden sind deutlich schmerzempfindlicher als unverletzte Haut. Hier eingesetzte Mittel dürfen nicht zu einer Schmerzbildung führen. Alkoholische Lösungen können deswegen nicht eingesetzt werden, zur Wahl stehen deswegen nur wässrige Lösungen.

- Alle Antiseptika, die mutagene, kanzerogene oder toxische Nebenwirkungen haben können, unterliegen einer sehr strengen Indikationsstellung. Damit scheiden Rivanol, Mercuchrom und PVP-Jod wiederum aus. Sicherlich ist jedes Desinfektionsmittel in irgendeiner Weise für die lebende gesunde Zelle schädlich. Ansonsten könnte es nicht auf die lebende Bakterien- oder Pilzzelle einwirken. Die Nebenwirkungen dürfen jedoch nicht die gewünschte Wirkung überlagern.

Bei der Anwendung ist auch zu bedenken, dass Alkohole zwar sehr schnell gegen Bakterien, Viren und Pilze wirken, Bakteriensporen jedoch unberührt lassen. Aus diesem Grund dürfen alkoholische Desinfektionsmittel nur in der Apotheke in sterile Gefäße unter Sporenfiltration umgefüllt werden. Ein Umfüllen in der Praxis ist nicht zulässig (siehe Kapitel 3.1.1).

Einige traditionelle Wundantiseptika werden heutzutage als ungeeignet betrachtet. Wasserstoffperoxid (H_2O_2) hat bei Kontakt mit Katalase sofort eine Schaumbildung zur Folge. Der aktive Sauerstoff geht dadurch verloren, das Mittel wird deaktiviert. Es ist zwar für eine schnelle Reinigung geeignet, durch die Freisetzung des Sauerstoffs entwickelt sich jedoch Wärme. Somit ist Wasserstoffperoxid zu aggressiv für neugebildetes Gewebe.

Chlorhexidin entfaltet nur in alkoholischer Lösung ein breites Wirksamkeitsspektrum. Das Chlor hemmt die Wundheilung. Bei Resorption kann es zu allergischen Reaktionen bis hin zum anaphylaktischen Schock kommen. Über eine potenziell kanzerogene Wirkung liegen der Forschung noch keine konkreten Ergebnisse vor. Daher kommt Chlorhexidin (in wässriger Lösung) nur für die Spülung intakter Schleimhäute in Frage. Das Spektrum ist allerdings eingeschränkt.

Bei der mechanischen Wundreinigung schädigt jede Mechanik die Gewebsneubildung. Die Reinigung ist daher nur bei ganz frisch verschmutzten Wunden indiziert. Alle anderen Gewebsdefekte sollten nur bei strengster Indikation mechanisch gereinigt werden. Ein Auswischen kommt nur selten in Frage, in der Regel wird ein Austupfen empfohlen.

Eine Feuchtbehandlung sollte nur mittels einer Spülspritze mit steriler Lösung vorgenommen werden. Das oft praktizierte Spülen mit einer Dusche darf nur unter Verwendung von Sterilwasserfiltern durchgeführt werden. Es ist zu beachten, dass sich der Therapeut selbst durch mit dem Wasser verspritztes Wundsekret und Aerosole kontaminiert. Hier wird empfohlen, eine flüssigkeitsdichte Schürze, einen Mund-/Nasenschutz und eine Spritzschutzbrille zu tragen. Feuchte Kompressen dürfen nur kurzzeitig auf einer Wunde belassen werden. Feuchte Verbände fördern die Mazeration und das Keimwachstum.

Die abwechselnde Kälte- und Wärmebehandlung ist zwar durchblutungsfördernd, darf jedoch nur angewendet werden, wenn grundsätzlich eine ausreichende Perfusion vorhanden ist. Bei fehlender Durchblutung ist sie eher schädlich. Ein Erwärmen durch einen Fön trocknet die Haut und den Wundgrund aus und führt zu rissiger, trockener Haut, die anfälliger für Infektionen ist.

Die Wirksamkeit von Hausmitteln wie Zucker oder Kernseife konnte nie bewiesen werden. Ihre Anwendung sollte deswegen vermieden werden.

5 Reinigung, Desinfektion und Sterilisation

5 Reinigung, Desinfektion und Sterilisation

Als Podologe wird man in der eigenen Praxis, im Klinikbereich, im Bereich der ästhetischen Behandlung, aber auch bei Hausbesuchen tätig. Die Hygieneanforderungen sind durchaus unterschiedlich, haben aber eine Gemeinsamkeit: Eine Infektionsübertragung muss unter allen Umständen vermieden werden! Bei Nichtbeachtung droht nicht nur der Verlust des guten Rufs, auch Regressforderungen oder ein Umsatzrückgang bedrohen die wirtschaftliche Existenz. Natürlich sind es auch ethische Erwägungen und der Qualitätsanspruch, den man an die eigene Tätigkeit stellt.

Kenntnisse über Reinigung, Desinfektion und Sterilisation sind eine Voraussetzung, um den Qualitätsanspruch zu erfüllen.

- Reinigen bedeutet eine Keimreduktion von 99,9 %, also 3 log-Stufen.
- Desinfektion bedeutet eine Keimreduktion von 99,999 %, also 5 log-Stufen.
- Sterilisation bedeutet eine Keimreduktion von 99,9999 %, also 6 log-Stufen.

Fußböden sowie das Inventar im Warte- und Schreibbereich und auf Verkehrsflächen bedürfen lediglich einer Reinigung. Fußböden und Inventar im Behandlungsbereich sowie Sanitäreinrichtungen müssen desinfizierend gereinigt werden. Lagerungsmittel und Instrumente, die mit intakter Haut in Berührung kommen, sind nach Gebrauch sofort desinfizierend zu reinigen. Alle Instrumente, welche die Haut durchtrennen oder bei deren Anwendung es zum Durchtrennen der Haut kommen kann, müssen steril sein.

Alle Reinigungs- und Desinfektionsmaßnahmen sind in einem Desinfektionsplan festzuhalten. Dieser gilt als verbindliche und anordnende Regelung im Sinne der TRBA 250 sowie der Arbeitssicherheitsregelungen und ist sichtbar auszuhängen.

5.1 Flächenreinigung und -desinfektion

Desinfektionsmaßnahmen bezwecken die Abtötung beziehungsweise irreversible Inaktivierung von Krankheitserregern an und in kontaminierten Objekten sowie die Unterbrechung von Infektionsketten.

Die Flächendesinfektion wird als Scheuer-Wisch-Desinfektion durchgeführt. Dabei ist ein Flächendesinfektionsmittel in der im Hygieneplan angegebenen Konzentration mit entsprechender Einwirkzeit zu verwenden. Das Desinfektionsmittel soll auf der behandelten Fläche antrocknen, nachwischen ist nicht gestattet. Allenfalls kann es nach Ablauf der Einwirkzeit aus optischen Gründen stattfinden. Damit beim Desinfektionsmittel eine optimale Wirkung bei der Erreichung aller Keime erzielt wird, müssen die Erreger durch Wischen von der Oberfläche gelöst werden. Nur so kann die komplette Desinfektionswirkung erreicht werden. Deshalb ist eine Scheuer-Wisch-Desinfektion immer einer Sprühdesinfektion vorzuziehen, es sei denn, die entsprechende Fläche ist mit einer Scheuer-Wisch-Desinfektion nicht erreichbar.

Eine Sprühdesinfektion ist für kleine Flächen denkbar, wenn nach der Einwirkzeit mit einem Zellstoffhandtuch abgewischt und nochmals eingesprüht wird. Zur desinfizierenden Flächenreinigung werden am sinnvollsten Mopps mit Bezügen eingesetzt, die, mit Desinfektionsreiniger getränkt, jeweils für einen Reinigungsvorgang verwendet und dann in die Kochwäsche gegeben werden. Ein Aufbewahren der Mopps oder Wischtücher in Desinfektionslösung verbietet sich, weil die Belastung durch eiweißhaltige Verunreinigungen (zum Beispiel Schleifstaub) die Lösung deaktiviert.

Das Desinfektionsmittel ist aus der VAH-Liste auszuwählen, mit kaltem Wasser anzusetzen und in einer Konzentration des Ein-Stunden-Werts der Liste zu verwenden. Die VAH-Liste wird regelmäßig vom Verbund für allgemeine Hygiene herausgegeben und aktualisiert. Nur die dort aufgeführten Mittel und Verfahren sind sicher und zulässig. Bestimmte *Haushaltsdesinfektionsmittel*, die aggressiv beworben und deswegen häufig gekauft werden, aber nicht auf der Liste stehen, gehören nicht dazu.

Die Liste der Empfehlungen des Robert Koch-Instituts (RKI) bezieht sich überwiegend auf die Seuchenbekämpfung. Die vom RKI empfohlenen Konzentrationen kommen bei behördlich angeordneten Desinfektionen zur Anwendung.

Voraussetzung ist immer die Kombination von Desinfektion und Reinigung.

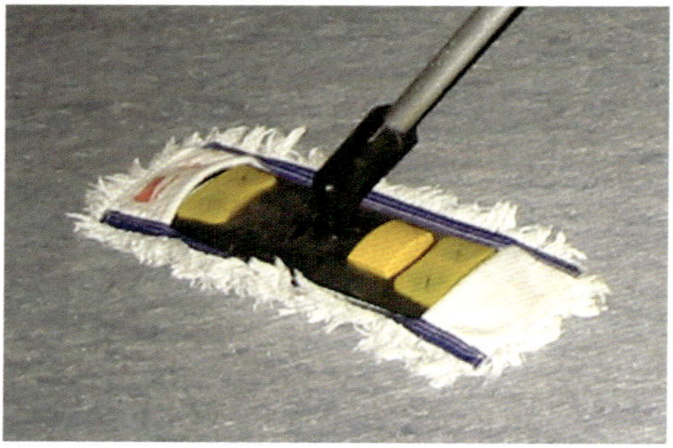

Wischmopp mit Wechselbezug

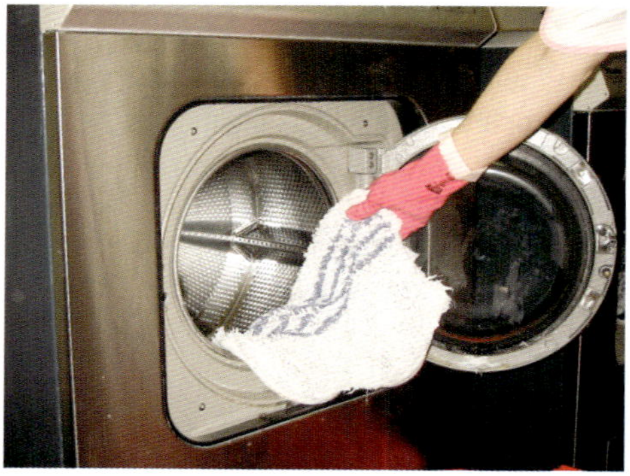

Der Wischmopp wird maschinell gewaschen. Entweder bei 95 °C oder mit Wäschedesinfektionsmittel (z. B.: Eltra®).

5.2 Physikalische Desinfektionsmethoden

Bei der thermischen Desinfektion in Reinigungsautomaten für Instrumente (vor der Sterilisation) wird das Reinigungsgut in der Maschine bei 93 °C vollautomatisch gereinigt, desinfiziert und getrocknet. Damit ein optimales Reinigungs- und Desinfektionsergebnis erzielt wird, ist eine korrekte Beladung der Maschine wichtig! Beim Bestücken der Maschine müssen Schutzhandschuhe getragen werden. Folgende Hinweise sollten beachtet werden:

- Gegenstände so weit als möglich zerlegen.
- Bei Hohlkörpern muss die Öffnung nach unten zeigen.
- Schläuche auf die Spüldüsen aufstecken.
- Kleinteile in entsprechende Körbe mit Deckel einlegen.
- Richtige Programmkarte einstecken.

Inzwischen werden auch kleinere Reinigungsautomaten angeboten, die der Leistungsfähigkeit in einer Praxis angemessen erscheinen. Die Anschaffungskosten sind anfangs hoch, nach Aussage einer Herstellerfirma kostet bei einer angenommenen Nutzungsdauer von zehn Jahren bei zwei Chargen pro Tag eine Charge etwa 2,50 €. Trotz dieser Kosten kann aus Sicht der Hygiene und des Arbeitsschutzes die maschinelle Reinigung nur empfohlen werden.

Vor dem Entleeren der Maschine sind die Hände zu desinfizieren. Desinfizierte Gegenstände sind trocken und staubfrei zu lagern. Um ein gutes Desinfektionsergebnis zu erzielen, müssen Reinigungs- und Desinfektionsautomaten regelmäßig gewartet und kontrolliert werden.

5.3 Chemische Desinfektionsmethoden

Alkohole wirken sehr schnell gegen Bakterien, Pilze und Viren. Die entsprechenden Konzentrationen und Einwirkzeiten werden in der Produkteinformation angegeben. Alkohole kommen in erster Linie bei der Desinfektion von Händen und Haut zur Anwendung. Dabei ist zu beachten, dass bei der Händedesinfektion nur Präparate zur Anwendung kommen dürfen, die Pflegezusätze enthalten (siehe Kapitel 3). Ein Umfüllen ist aus den genannten Gründen nicht zulässig.

Aldehyde haben in der Flächendesinfektion nach wie vor ihre Berechtigung. Die umfassende Wirkung gegen alle Arten von Mikroorganismen mit der Ausnahme von Prionen machen sie sehr effizient. Die befürchtete kanzerogene (krebsauslösende) Wirkung ist von der Konzentration und der Intensität des Kontakts abhängig. Durch Einhalten der Herstellervorschriften und Tragen geeigneter Handschuhe ist die

Gefahr minimierbar. Das Vernebeln von Aldehyden zur Raumdesinfektion wird heute ohnehin nur noch in wenigen Ausnahmefällen empfohlen, zum Beispiel bei multiresistenter ansteckungsfähiger Lungentuberkulose oder virusbedingtem hämorrhagischem Fieber. Die Anwendung ist ausschließlich sachkundigen Personen mit entsprechend aktuellem Befähigungsnachweis vorbehalten, gehört also nicht zum Handwerkszeug des Podologen.

Alkalische Desinfektionsmittel zeichnen sich durch ihre Reinigungsfähigkeit aus, besonders bei eiweißhaltigen Rückständen. Deswegen eignen sie sich besonders zur Instrumentendesinfektion.

Desinfektionsmittel dürfen ohne schriftliche Angaben der Herstellerfirma nicht mit Reinigungsmitteln gemischt werden, da es zum Wirkungsverlust des Desinfektionsmittels kommen kann. Auch verkürzt sich die Verwendbarkeit der Lösung erheblich. Desinfektionsmittel werden durch Eiweißkontakt (Eiweißfehler) und durch Reinigungszusätze (Seifenfehler) unbrauchbar. Wenn die Haltbarkeit einer Gebrauchslösung zum Beispiel mit fünf Tagen angegeben wird, so gilt dies nur ohne Verschmutzung oder Reinigungszusatz. Desinfektionsmittel sollten immer mit kaltem Wasser angesetzt, Schutzhandschuhe immer getragen werden. Die Wirkung der eingesetzten Substanz ist abhängig von der Anwendungskonzentration und der Einwirkzeit. Es hat sich bewährt, grundsätzlich die Konzentration des Ein-Stunden-Werts zu nehmen. Ein Kurzzeitwecker kann neben die Desinfektionslösung gestellt werden, um die Einwirkzeit zu kontrollieren. So wird diese immer eingehalten.

Verletzungsverursachende Instrumente sollten möglichst umgehend nach Gebrauch desinfiziert und dann gereinigt werden. Ansonsten wird gefordert, die Reihenfolge *Reinigung – Desinfektion – Sterilisation* einzuhalten, um den Effekt der Aufbereitung sicherzustellen. Das unterstützt die Forderung nach der kombinierten automatisierten Desinfektionsreinigung. Instrumente, die manuell aufbereitet werden und bei denen Verletzungsgefahr besteht, sind vor der Reinigung zu desinfizieren (UVV).

Bei Hausbesuchen empfiehlt es sich, verschließbare Kühlschrankdosen mitzuführen. In diese können die Instrumente gelegt und sicher transportiert werden. Die Dosen werden nach Gebrauch mit einer Desinfektionslösung ausgewischt.

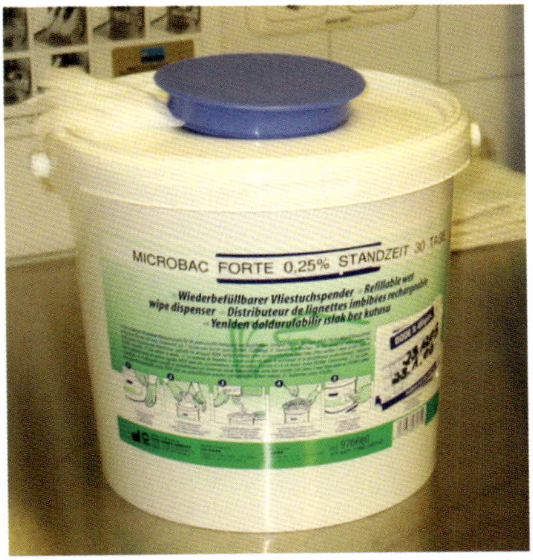

Die „X-Wipes-Spenderbox“ (Fa. Bode) enthält eine Vliestuchrolle, die mit dem Flächendesinfektionsmittel der Wahl getränkt wird. Weil das Tuch nicht mehr in die Lösung eingetaucht wird, kann die volle Standzeit (hier 30 Tage) ausgenutzt werden – eine erhebliche Einsparung von Geld und Chemie.

Bei der chemischen Desinfektion ist darauf zu achten, dass alle Flächen der Utensilien vom Desinfektionsmittel erreicht werden (auch Hohlräume). Die Einwirkzeit ist zu beachten. Die Ultraschallreinigung ist für das podologische Instrumentarium besonders geeignet. Erfolgt sie mit Instrumentendesinfektionslösung, so ist die Anforderung der Reinigung und Desinfektion in einem Arbeitsgang erfüllt. Bei Eiweißverunreinigungen haben sich auch Enzymreiniger bewährt. Diese dürfen jedoch nicht mit der Desinfektionslösung gemischt werden. Sie entfalten ihr Wirkungsoptimum etwa bei menschlichen Körpertemperatur.

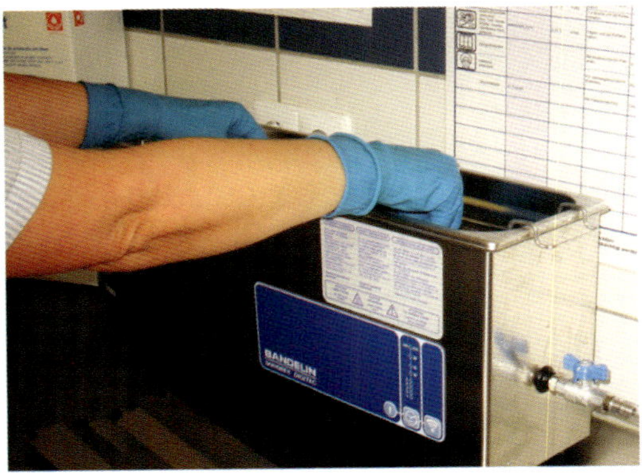

Die Handhabung des Ultraschallreinigers: geeignete Schutzhandschuhe tragen.

Rotierende und schleifende Instrumente lassen sich gut im Bohrerbad reinigen und desinfizieren. Bohrerbad ist jedoch für Keramik-, Aluminium- und alkaliempfindliche Geräte ungeeignet. Diese können ebenfalls in Ultraschallreinigern eingesetzt werden. Ultraschallgeräte müssen während des Betriebs abgedeckt werden, damit keine gesundheitsschädlichen Aerosole entstehen.

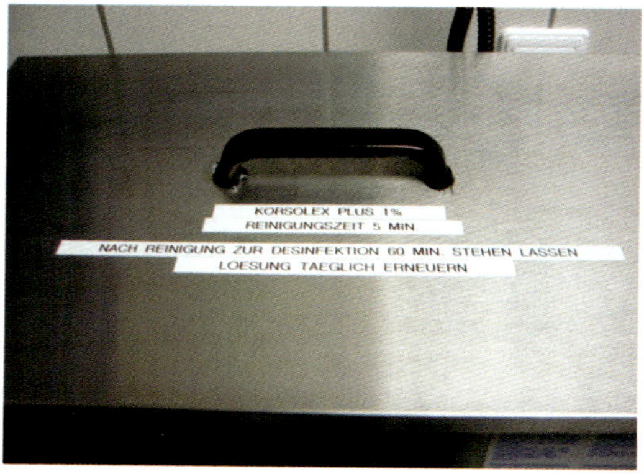

Deckel des Ultraschallreinigers: beschriftet mit Arbeitsanweisungen.

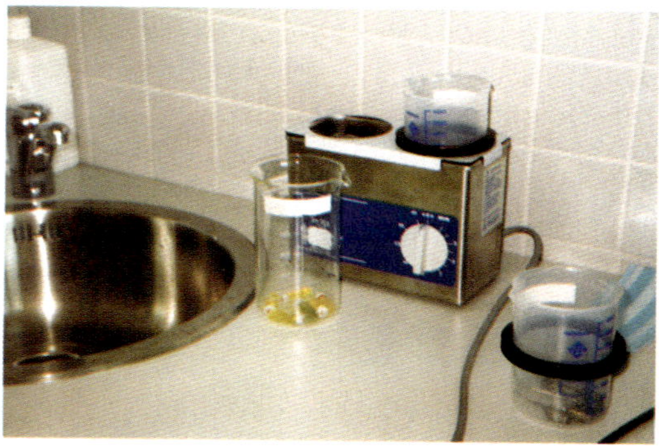

Bohrerbad im Ultraschallreiniger: besonders geeignet für rotierende Instrumente.

5.4 Wirkung von Desinfektionsmitteln

Substanz	Bakterien	Pilze	Viren	Bakterien-Sporen	Material-verträglichkeit	Reinigung
Quaternäre Ammoniumverbindung	gut	sehr gut	weniger gut	keine	gut	gut
Phenole und Derivate	gut	gut	weniger gut	keine	weniger gut	sehr gut
Organische Säuren	sehr gut	gut	sehr gut	gut	keine	gut
Formaldehyd, Glutaraldehyd	sehr gut	gut	gut	gut	sehr gut	keine

Diese Tabelle zeigt, dass ein Desinfektionsmittel zur Erzielung der gewünschten Wirkung die Inhaltsstoffe in einer bestimmten Mischung enthalten muss. Formaldehyd ist sicher das potenteste Desinfektionsmittel, besitzt jedoch kaum Reinigungswirkung. Grundsätzlich ist jedes Desinfektionsmittel in gewissem Umfang gesundheitsschädlich. Bei der Verwendung sind also immer bestimmte Vorsichtsmaßnahmen einzuhalten.

Bei der endgültigen Auswahl eines Desinfektionsmittels sollten auch die Umweltkriterien entscheiden. Quaternäre Ammoniumverbindungen sind im Abwasser nur sehr schwer abbaubar, Phenolderivate nur über einen längeren Zeitraum, wogegen organische Säuren und Aldehyde sehr gut abbaubar sind.

Für das Metallinstrumentarium werden meist Phenolderivate eingesetzt. Sie zeigen eine ausreichende Desinfektionsleistung bei gutem Reinigungsvermögen. Bei Kunststoffmaterialien spielt die gute Materialverträglichkeit eine Rolle. Hier sind quaternäre Ammoniumverbindungen als Desinfektionsmittel zu empfehlen. Die Reinigungsleistung ist allerdings unzureichend, weshalb eine zusätzliche Reinigung erforderlich ist. Bei besonders empfindlichem Material (Kunststoffe mit Weichmachern, Elektroden) kann auf sauerstoffabspaltende Präparate ausgewichen werden. Diese können jedoch nur unmittelbar nach der Zubereitung verwendet werden und sind im gelösten Zustand nicht lagerfähig.

Die Wirksamkeit jedes Desinfektionsmittels ist nur über eine definierte Zeit möglich (Standzeit). Wird diese für die Konzentration vom Hersteller angegebene Zeit überschritten, darf die Lösung nicht mehr verwendet werden. Die Standzeit verkürzt sich, wenn Blut oder Eiweiß in die Lösung gelangen. Mischungen mit Reinigern sind grundsätzlich nur 24 Stunden wirksam. Besonders unter einer Eiweißschicht oder in anhaftenden Blutgerinnseln sind die Mikroorganismen vor der Desinfektion geschützt. Eine gründliche Vorreinigung ist also Voraussetzung für eine effektive Aufbereitung.

Thermostabile Gegenstände sollten aus Umweltgründen vorzugsweise thermisch desinfiziert werden. Ideal sind Dekontaminationsautomaten, in denen der Prozess gesteuert abläuft. Sie bieten eine hohe Betriebssicherheit bei guter Leistung, müssen aber in regelmäßigen Abständen mikrobiologisch kontrolliert werden. Die physikalischen Parameter (Temperatur, Zeit) werden bei jedem Vorgang angezeigt. Die Kontrolle kann entfallen, wenn alle behandelten Gegenstände nach der Dekontamination sterilisiert werden und beim Entnehmen optisch sauber erscheinen. Thermolabile Gegenstände werden je nach Materialstabilität chemisch desinfiziert. Die folgenden Kriterien sind dabei besonders zu beachten:

- geeignetes Desinfektionsmittel,
- korrekte Dosierung,
- Einhaltung der Einwirkzeit,
- komplette Benetzung (ohne Luftblasen).

Besteht beim Einsatz von Desinfektionsmitteln die Verspritzungsgefahr von Lösungen oder Anschmutzung, zum Beispiel bei der mechanischen Reinigung durch Bürsten, muss eine geeignete Schutzkleidung getragen werden (Kittel, Mund-Nasen-Schutz, eventuell auch Schutzbrille). Bei jedem Umgang mit Desinfektionsmitteln sind Schutzhandschuhe zu verwenden. Die Handschuhe sind nicht immer absolut dicht, daher sind auch nach dem Ablegen Händewaschen und -desinfektion Pflicht.

Die Reinigungsqualität kann dadurch geprüft werden, dass Testobjekte (TOSI®; Fa. BAG, Lich oder STF-Indikatoren®; Fa. Browne) mitgereinigt werden. Die Testanschmutzungen enthalten eine Blut- und eine Eiweißschicht. Bei oberflächlicher Reinigung erscheint das Testobjekt zunächst sauber; bei näherer Betrachtung ist die Eiweißschicht zu erkennen und damit eine unzureichende Reinigung nachgewiesen. Nur das absolut anschmutzungsfreie Testobjekt ist der Qualitätsbeweis.

Besondere Maßnahmen bei einer Kontamination mit multiresistenten Keimen sind nicht notwendig. Die Multiresistenz betrifft nur die Wirkung von Antibiotika, nicht die der Desinfektionsmaßnahmen. Bei Desinfektion, Sterilisation und Entsorgung von Wäsche oder Abfall gelten also die üblichen Empfehlungen.

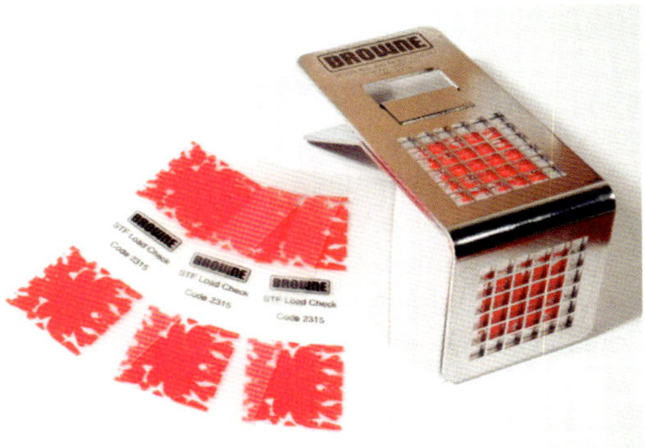

Reinigungsindikatoren (Werkfoto Fa. Browne).

Mögliche Fehler bei der Reinigung und Desinfektion entstehen durch

- ungenügende Reinigung,
- falsche Chemikalien,
- falsche Dosierung,
- falsche Temperatur,

- mangelhafte Nachspülung,
- Wasserqualität (Härte, Chlorid, Keime),
- mangelhafte Pflege und Lagerung.

Die Fehler äußern sich durch Schäden am Instrumentarium wie Spannungsrisskorrosionen oder Veränderungen der galvanisierten Oberfläche, was durch *„Anlaufen"* zu erkennen ist.

5.5 Sterilisation

5.5.1 Dampfsterilisation

Bei der Dampfsterilisation im Autoklaven wird mit gesättigtem Dampf unter Druck sterilisiert. Zuerst muss die im Sterilisator und im Sterilisiergut enthaltene Luft entfernt werden, da sonst keine ausreichende Wirkung erzielt wird. Dies geschieht durch Vakuumpumpen oder dem Verdrängen der Luft durch den (leichteren) Dampf über ein Bodenventil.

Übliche Temperaturen/Einwirkzeiten sind 134 °C pro fünf Minuten für Instrumente, Textilien etc., sowie 121 °C pro 20 Minuten für Gummimaterialien, thermostabile Kunststoffe und Textilien. Autoklaven ohne Vakuumphasen sind für Textilien und Verbandstoffe ungeeignet, da das Sterilisationsgut feucht entnommen wird.

Die sachgerechte Verpackung erfolgt in Papier oder Schlauchfolie oder in geeigneten Containern. Metallkassetten ohne Dichtung und ohne Ventile in Deckel und Boden sind ungeeignet und lassen die Lagerung nur für einen Tagesbedarf zu. Beim Sterilisationsvorgang müssen die Verpackungen so gelagert werden, dass Kondenswasser verdunsten kann. Dies ist optimal gewährleistet, wenn auf den Trays die Papierseite nach oben liegt. Verpackungen dürfen auch nicht direkt aufeinander liegen. Es muss immer eine Luftzirkulation gewährleistet sein, also dürfen nicht zu viele Verpackungen in einem Sterilisationsvorgang behandelt werden.

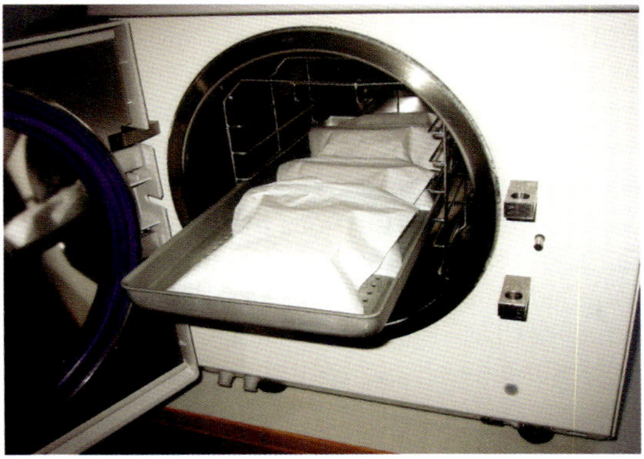

So liegen die Päckchen richtig auf dem Sterilisationssieb: Papierseite nach oben, das Kondenswasser kann verdampfen.

5.5.2 Heißluftsterilisation

Bei der Heißluftsterilisation wird mit trockener Hitze sterilisiert. Sie ist eher für unverpackte Instrumente und Glaswaren zum sofortigen Gebrauch geeignet und sollte daher nicht mehr angewendet werden.

Trockene Luft ist ein schlechter Wärmeleiter. Um eine sichere Sterilisation zu garantieren, benötigt man deshalb höhere Temperaturen und längere Einwirkzeiten (z. B. 180 °C bei 30 Minuten Sterilisationszeit). Das Eliminieren von Keimen, Sporen und Viren geschieht durch Eiweißkoagulation. Die korrekte Vorbereitung der zu sterilisierenden Materialien ist ein wesentlicher Punkt für das Gelingen der Heißluftsterilisation. Das Sterilisationsgut muss sauber und trocken sein, außerdem muss es so in den Sterilisator eingelegt werden, dass die Heißluft von allen Seiten gleichmäßig auf das Material einwirken kann. Beim Einlegen von größeren Gegenständen ist darauf zu achten, dass kein Windschatten im Sterilisator entsteht. Bei einer größeren Menge an zu sterilisierendem Material ist auf genügenden Abstand zu achten, damit die Heißluft ungehindert einwirken kann. Eine Verpackung ist mit einer speziellen Heißluftfolie möglich. Diese behindert aber die Luftzirkulation und macht damit die Sterilisation unsicher.

5.5.3 Gassterilisation

Eine Gassterilisation mit Ethylenoxid- oder Formaldehydgas ist klinik- und industrieüblich. Das Sterilisationsgut wird mit dem Gas unter erhöhter Temperatur (60 °C), Luftfeuchtigkeit und Druck behandelt.

Ethylenoxidgas ist ein hochtoxisches Gas, das mit Luft ein explosives Gemisch bildet. Es ist krebserregend und mutagen. Formaldehyd ist gleichfalls hochtoxisch, jedoch nicht brennbar. Eine krebserregende Wirkung ist immer noch in der Diskussion. Wegen der Giftigkeit muss das Gas weitgehend vom Sterilisationsgut entfernt werden. Dies geschieht im Sterilisator durch wiederholte Vakuum-/Druckluftspülung. Die nötigen Auslüftungszeiten sind abhängig vom Sterilisationsgas, dem Material des Sterilisationsgut sowie von der zu erwartenden Kontaktzeit des Sterilisationsguts mit dem menschlichen Gewebe.

5.5.4 Ultraviolettsterilisation

Viele Podologiepraxen verwenden so genannte Ultraviolettsterilisatoren. Aus der Hygienesicht sind diese absolut nicht zu empfehlen. Das UV-Licht wirkt nur sehr schwach desinfizierend. Es wird zwar zur Wasserdesinfektion im strömenden Wasser eingesetzt, verliert aber bereits bei nur leicht trübem Wasser seine Wirkung. Auf Flächen und Instrumenten ist es wirkungslos. Letztendlich dient die UV-Box nur dem guten Gewissen und erweckt beim Kunden einen (falschen) Eindruck von Professionalität. Ebenso erfüllen *Kugelsterilisatoren* nicht die Anforderungen. Hier wird nur ein Teil des Instruments sterilisiert und die Verunreinigung eingebrannt. Kugelsterilisatoren sind also nur für die Impfösen im mikrobiologischen Labor verwendbar.

5.6 Sterilisationsgut

5.6.1 Vorbereitung

Das Sterilisationsgut wird zunächst gereinigt und eventuell desinfiziert, getrocknet, auf Funktionsfähigkeit und eventuelle Beschädigungen überprüft und anschließend verpackt. Um eine Beschädigung der Verpackung zu verhindern, sind Spitzen abzusichern. Die Verpackung ist mit Sterilisationsdatum, Herkunftsort und Handzeichen zu kennzeichnen.

Welche Verpackung für welches Verfahren?

Verpackung	Dampf	Heißluft	Gas
Folie/Papier oder Sterilguttüten aus Papier	☺	☹	☺
Sterilisationspapier (Krepppapier)	☺	☹	☺
Container mit Filter oder Ventil	☺	☹	☹
Metallbehälter (mit losem Deckel)	😐	☺	☹

☺ = gut geeignet   😐 = nur bedingt geeignet   ☹ = nicht geeignet

5.6.2 Transport und Lagerung

Der Transport muss staub- und feuchtigkeitsgeschützt erfolgen. Sterilisationsgut ist bis zur Verwendung geschützt zu lagern. Dabei sind folgende Lagerzeiten zu beachten:

1-fach Papier/Folie:	ungeschützt	1 Woche
	staubgeschützt	3 Monate
2-fach Papier/Folie:	ungeschützt	1 Monat
	staubgeschützt	1 Jahr
Einmalartikel:	ungeschützt	1 Monat
	in Lieferverpackung	bis zum Verfalldatum

Grund dafür sind die Staubablagerungen auf der Verpackung, die beim Öffnen aufgewirbelt werden und dann auf dem Sterilisationsgut wieder sedimentieren.

Die Qualität der Sterilisation wird bei der Verwendung von Autoklaven mehrstufig gesichert:

- Der Indikatorstreifen auf der Verpackung indiziert nur, ob das Päckchen einem Sterilisationsprozess ausgesetzt war. Er sagt nichts über die Qualität der Sterilisation aus.
- Einmal täglich erfolgt ein Luftentfernungs- und Dampfdurchdringungstest (der so genannte Bowie-Dick-Test).
- Jede Charge erhält einen Chemoindikator, der die Qualität der einzelnen Chargen prüft. Hier ist ein Indikator auszuwählen, der tatsächlich erst bei der erforderlichen Temperatur (134 °C) nach der erforderlichen Zeit (fünf Minuten) einen Farbumschlag zeigt. Wenn dieser Indikator die gleiche Verpackung wie das Sterilisationsgut erhält, werden die Bedingungen der Sterilisation simuliert. Der Nachweis ist aussagekräftiger als der Bioindikatorentest, weil er unmittelbar die Qualität jedes Sterilisationsprozesses nachweist. Dieser und der Bowie-Dick-Test werden archiviert.
- Für den Bowie-Dick-Test und den Chargenindikator stehen verschiedene Modelle zur Verfügung. Bewährt hat sich das so genannte Helix-Modell, das selbst bei Kleinautoklaven verwertbare Ergebnisse liefert.
- Jede Verpackung erhält einen Chemoindikator, der mit den Behandlungsunterlagen archiviert wird.
- Vierteljährlich erfolgt die Überprüfung mit Bioindikatoren.

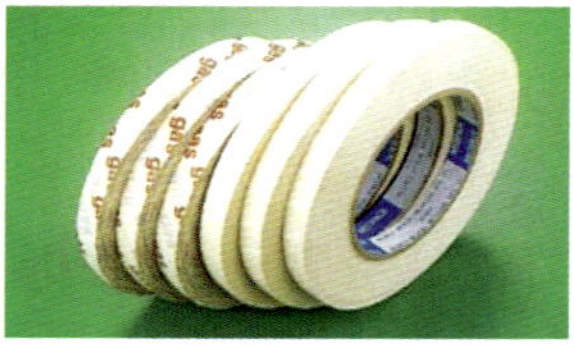

Klebeband mit Indikator für Dampf oder Heißluft.

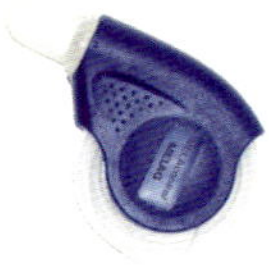

Helixmodell als Chargenindikator.

Bei Heißluftgeräten stehen nur die folgenden Möglichkeiten zur Verfügung:

- Heißluftkontrollröhrchen zur Chargenkontrolle. Diese müssen genauso in der Heißluftfolie verpackt werden wie das Sterili-

sationsgut, um den Sterilisationsvorgang möglichst genau zu prüfen.
- Bioindikatoren zur vierteljährlichen Kontrolle.

Vernünftige Dokumentationsmethoden fehlen. Allgemein muss die Heißluftsterilisation als unsicher angesehen werden und ist daher nicht mehr zu empfehlen.

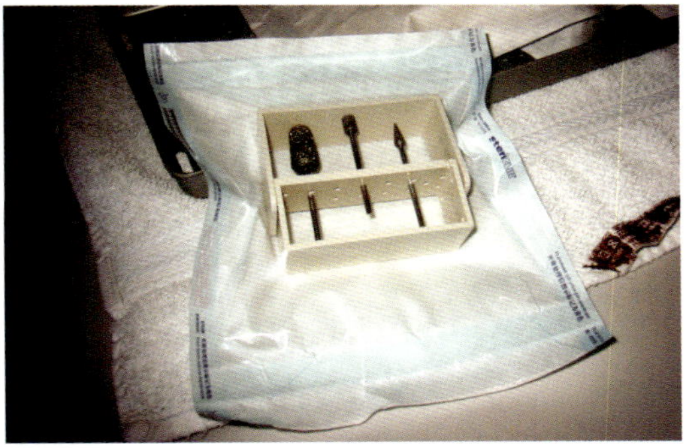

In Folie verpackte Fräser.

> Jeder, der Aufbereitungsprozesse durchführt, ist im Sinne der Medizinproduktebetreiberverordnung Hersteller eines Medizinprodukts und muss sich an diesen Maßstäben messen lassen. Damit ist ein großer Sorgfaltsanspruch an die Instrumentenaufbereitung neben dem Qualitätsanspruch begründet.

Die Wiedersterilisation von Einmalartikeln ist nicht grundsätzlich unzulässig. Das Medizinproduktegesetz fordert aber, dass der Resterilisationsprozess dasselbe Ergebnis erbringen muss wie der industrielle Sterilisationsprozess. Das bedeutet, dass die volle Verantwortung auf denjenigen Nutzer übergeht, der wiederaufbereitete Einmalartikel einsetzt. Deswegen muss von der Resterilisation von Einmalartikeln dringend abgeraten werden!

5.7 Fehler bei der Sterilisation

- Ungenügende Vorreinigung,
- falsche Chemikalienauswahl,
- falsche Dosierung,
- falsche Temperatur,
- falsche Einwirkdauer,
- ungenügende Benetzung, zum Beispiel durch Besprühen,
- Blut- oder Eiweißreste in der Desinfektionsflotte,
- mangelhafte Wasserqualität (Härte, Chlorid, mikrobielle Belastung,
- mangelhafte Pflege und Lagerung des Instrumentariums.

5.8 Aufbereitung von Geräten und Einrichtungsgegenständen

Geräte können mit einer Reinigungslösung abgewischt werden. Bei sichtbarer Verschmutzung mit infektiösem Material und bei der Anwendung bei Patienten mit meldepflichtigen Krankheiten ist eine Wischdesinfektion erforderlich. Grundsätzlich gelten die Aufbereitungsvorschriften des Herstellers. Elektroden sind nach Gebrauch mit warmer Reinigungslösung zu säubern (ohne Leitung!). Die Drucktasten dürfen nicht nass werden.

5.8.1 Wasserführende Geräte

Das Gerät ist nach Benutzung mit einem Reiniger abzuwischen. Nichtbenutztes Zubehör muss trocken und staubfrei gelagert werden.

Gläser sind nach Benutzung bzw. mindestens alle 48 Stunden zu entleeren und desinfizierend manuell oder maschinell zu reinigen.

Schläuche sind Einwegmaterial und als solches zu entsorgen oder desinfizierend zu spülen und zu trocknen. Sie müssen so aufgehängt werden, dass keine Feuchtigkeit zurückbleibt.

Bei der Aufbereitung des kompletten Schlauchsystems sollte man dieses vorzugsweise chemothermisch im Automaten aufbereiten, ansonsten in die Desinfektionsmittelwanne einlegen (auf korrekte Einwirkzeit und blasenfreie Benetzung muss geachtet werden), anschließend gründlich reinigen, trocknen und mit Dampf sterilisieren.

5.8.2 Behandlungstische und -wägen

Grundsätzlich ist der thermischen oder der Wischdesinfektion der Vorzug vor dem Einlegen in Lösung zu geben. Sprühdesinfektion ist obsolet. Sie kann nur mit Wischen kombiniert bei kleinen Flächen angewendet werden.

5.8.3 Andere Geräte

- Waschschüsseln/Fußbadewannen: mit Flächendesinfektionslösung auswischen, nicht nachtrocknen.
- Metall- und Plastik- bzw. Gummiinstrumente: bevorzugt thermische Aufbereitung, ansonsten reinigen und desinfizieren, nach Möglichkeit anschließend autoklavieren.
- Blumenvasen: Desinfektion nicht erforderlich. Topfpflanzen sollten in der Praxis nicht vorhanden sein, da Blumenerde ein potenzieller Sporenträger ist. Besser sind Hydrokulturen.
- Kissen, Decken: Desinfektion ist in den Praxisräumen nicht möglich. In die Wäscherei geben.
- Lagerungsmaterial: Grundsätzlich sollten abwaschbare Bezüge verwenden. Diese müssen mit der üblichen Desinfektionslösung wischdesinfiziert werden. Schaumgummi ohne waschbare Bezüge ist abzulehnen. Ein Einlegen in Lösung ist zu vermeiden. Textilbezüge können verwendet und in die Kochwäsche gegeben werden.

5.9 Wichtige Hinweise

Verschiedene Versender und Billiganbieter verkaufen Desinfektionsmittel mit der Deklaration *DGHM-geprüft*. Das sagt nichts darüber aus, ob die Prüfung bestanden wurde und eine Listung erfolgt ist. Um sicher zu sein, sollten in der Praxis nur solche Mittel verwendet werden, die tatsächlich von der DGHM gelistet sind. Im Zweifellsfall sollte das Produktdatenblatt beim Hersteller angefordert werden.

Die DGHM-Liste ist inzwischen obsolet, es sollten nur die Präparate ausgewählt werden, die als VAH-gelistet oder -zertifiziert deklariert sind.

Glaseinsätze in Ultraschallbädern zerbrechen leicht, wenn Fräser oder andere Instrumente unsanft hineingelegt werden. Namhafte Anbieter verkaufen deswegen Einsatzbecher aus Kunststoff. Diese schwächen jedoch durch ihre Elastizität die Ultraschallwellen und verschlechtern das Reinigungsergebnis. Sofern man nicht mit Metallkörben arbeiten will, zum Beispiel mit Bohrerbad, sollte man das Reinigungsergebnis mit geeigneten Prüfkörpern (TOSI-Sono-Check®) nachprüfen.

Es ist zu empfehlen, die Aussagen der Vertreiber kritisch zu betrachten und die Sachkenntnis des Verkäufers zu hinterfragen. Im Zweifelsfall sollte Rücksprache mit einer unabhängigen Hygienefachkraft gehalten werden. Der gewerbeärztliche Dienst berät mit kompetenten Ansprechpartnern gerne.

5.10 Das standardisierte validierbare Verfahren

Die RKI-Richtlinie fordert in der Anlage 7 für die Aufbereitung des Instrumentariums ein *standardisiertes validierbares Verfahren*. Es gibt Händler, die einen validierten Sterilisator anbieten und darauf hinweisen, dass Indikatorenkontrollen nicht mehr notwendig seien.

Diese Aussage ist so nicht richtig. *Standardisiert* bedeutet, dass man für jeden Schritt der Aufbereitung eine Anweisung schriftlich festhalten und so durchführen muss. Man kann niemals ein Gerät *validieren*, sondern nur den gesamten Prozess, von der Ablage des gebrauchten Instruments über die Reinigung, Desinfektion, Trocknung, Verpackung, Sterilisation und Lagerung bis zur Vorbereitung des Einsatzes. Hier muss jeder einzelne Schritt hinsichtlich der Qualität nachvollziehbar und beweisbar sein. Das geschieht durch die Dokumentation der einzelnen Verfahrensschritte. Bei manuellen Tätigkeiten ist das nur eingeschränkt möglich, wenn man in der Dokumentation an der Bezeichnung *Nach Standard ...* festhält. Bei apparativer Aufbereitung werden die entsprechenden Indikatoren der Dokumentation beigefügt oder die Reaktion schriftlich dokumentiert.

Der Praxisbetreiber ist für alles verantwortlich! Beschäftigt er in seiner Praxis Hilfskräfte, zu denen auch die Reinigungskräfte gehören, so müssen diese entsprechend geschult und angewiesen werden. Die Inhalte dieser Schulung und Anweisung sind ebenfalls dokumentationspflichtig. Hilfskräfte sind bei der zuständigen Berufsgenossenschaft anzumelden und unterliegen der Pflicht einer betriebsmedizinischen Betreuung. Das ergibt sich aus dem Arbeitssicherheitsgesetz. Der Praxisbetreiber ist auch dann verantwortlich, wenn die Reinigung durch einen gewerblichen Anbieter durchgeführt wird. In diesem Fall sind beide gemeinsam für die Arbeitsicherheit und -ausführung verantwortlich. Es empfiehlt sich, dies vertraglich zu regeln.

6 Müllbeseitigung und Wäscheversorgung

6 Müllbeseitigung und Wäscheversorgung

6.1 Abfälle

Abfälle werden nach dem europäischen Abfallkatalog in unterschiedliche Kategorien eingeteilt. Die dortigen sechsstelligen Zahlen sind für den Laien jedoch nur schwer anzuwenden. Deswegen werden hier die *alten* Bezeichnungen aus dem Merkblatt der Landesarbeitsgemeinschaft Abfallwirtschaft, dem so genannten LAGA-Merkblatt, verwendet.

Nach dem *Europäischen Abfallkatalog* werden die Abfallarten (früher nach LAGA-Merkblatt *A – E*) mit Schlüsselnummern bezeichnet. Die Angabe * bedeutet gefährliche Abfälle.

A-Müll: Hausmüll und ähnliche Abfälle

20 03 01	*gemischte Siedlungsabfälle*

B-Müll: Medizinischer Müll

18 01 04	*Abfälle an deren Sammlung und Entsorgung aus infektionspräventiver Sicht keine besonderen Anforderungen gestellt werden*
18 01 01	*scharfe und spitze Gegenstände*

C-Müll: Infektionsmüll

18 01 03*	*Abfälle, an deren Sammlung und Entsorgung aus infektionspräventiver Sicht besondere Anforderungen gestellt werden*

D-Müll: Zytostatika/Virostatika

18 01 08*	*Zytostatische und virostatische Arzneimittel*

E-Müll: Organabfälle

18 01 02	*Körperteile und Organe*

Dabei bedeutet die erste Zahlengruppe **(18)** medizinische Abfälle, die zweite Zahlengruppe **(01)** die Herkunft vom Menschen. Die dritte Zahlengruppe **(xx)** bezeichnet die Abfallart.

6.1.1 Abfallklasse A

Ein großes A auf einem Müllfahrzeug bezeichnet den Hausmüll und die dazugehörigen Wertstoffe, die recycelt werden können. Als Restmüll gelten alle Abfälle, bei deren Entsorgung aus infektionshygienischen Gründen und nach den Umweltschutzbestimmungen keine besonderen Anforderungen notwendig sind.

6.1.2 Abfallklasse B

Alle Abfälle aus medizinischen Einrichtungen, also auch aus Praxen, gelten als *medizinischer Müll* und werden deswegen in die Gruppe B eingeteilt. Diese Abfälle sind zwar potenziell kontaminiert, gelten jedoch nicht als infektiös, auch wenn es sich dabei um blut-, sekret- oder eiterkontaminierte Verbände und Gegenstände handelt, sofern diese nicht von einer an einer Infektionskrankheit belasteten Person stammen. Diese Abfälle können in verschlossenen, möglichst reißfesten Säcken mit dem Hausmüll entsorgt werden, wenn dieser in der Verbrennungsanlage endet. Voraussetzung ist dabei jedoch, dass niemand mit diesem Müll in Berührung kommt oder kommen könnte, zum Beispiel Müllmänner oder spielende Kinder.

In einigen Ortschaften ist es üblich, dass das Sammelfahrzeug den Müll erst auf einer Umladestation entleert und dann in Container zur Verbrennung umfüllt. Informationen hierüber erteilt die zuständige Gemeinde. Die Deponierung von Hausmüll ist inzwischen aufgrund des Kreislaufwirtschafts- und Abfallgesetzes nicht mehr zulässig.

Eine Sonderrolle innerhalb der Gruppe B spielen die verletzungsträchtigen Abfälle. Dazu gehören neben Kanülen, Skalpellklingen, Blutlanzetten alle Instrumente, die die Haut verletzen oder durchtrennen können. In der Podologenpraxis werden Hobel, Fräser, Spangen oder ähnliche Instrumente verwendet. Derartige Abfälle sind in Behältern zu entsorgen, die weder durchbohrt noch durchstochen werden können. Die Industrie bietet spezielle Behälter an. Möglich ist auch die Verwendung von leeren Externa- oder Reinigungsmittelkanistern, sofern der Hersteller die Durchstichsicherheit garantiert. Von Glasflaschen ist abzuraten, da die Bruchgefahr zu groß ist.

Sind diese Behälter so gesichert, dass sie von neugierigen Menschen nicht geöffnet werden können, dürfen die Behälter in den B-Müll gegeben werden.

In diese Gruppe fallen auch Sekretbeutel aus medizinischen Einrichtungen, die mehr als 150 ml Restinhalt enthalten.

6.1.3 Abfallklasse C

Eine größere Gefahr besteht beim Müll der Gruppe C. Hier handelt es sich um Abfälle von Patienten, die an einer übertragbaren Krankheit leiden und eine Übertragungsmöglichkeit besteht. Bei Hepatitis B- oder C-Erkrankungen sind alle Blut und Körpersekrete kontaminiert und demzufolge infektiös. Andere Materialien sind davon nicht betroffen. Genaue Informationen können der Tabelle *Maßnahmen beim Umgang mit Patienten mit übertragbaren Krankheiten oder Ungezieferbefall* (Kapitel 10) entnommen werden. Im Zweifelsfall geben auch die Gesundheitsämter Auskünfte.

Die Abfälle der Gruppe C dürfen nur dann mit dem Hausmüll entsorgt werden, wenn sie vorher autoklaviert und somit sterilisiert wurden. Eine Behandlung im selben Autoklaven, in dem auch das Instrumentarium sterilisiert wird, ist nicht zulässig. Die Abfälle dürfen nur von zugelassenen Entsorgungsunternehmen entsorgt werden. Auskunft darüber gibt wiederum die örtliche Gemeinde. Bei den Entsorgungsunternehmen sind auch spezielle Behälter erhältlich, die entsprechend gekennzeichnet sind. Eine Empfehlung für die Praxis: Da C-Müll in einer Praxis in verschwindend geringer Menge anfällt, sollte man sich mit einer Klinik in Verbindung setzen, die regelmäßig C-Müll entsorgen muss. Viele Kliniken sind zu einer Entsorgung gegen eine Kostenerstattung bereit. Manche Kliniken verbieten dies jedoch strengstens, was dazu führt, dass heimlich C-Müll in irgendwelche Behälter geworfen wird. Damit wird genau das Gegenteil des Erwünschten erreicht.

6.1.4 Abfallklasse D

Eine weitere Sonderform bildet der D-Müll. Das sind Abfälle, die mit zytostatischen oder virostatischen Substanzen kontaminiert sind. Dazu gehören auch die gegen Viren verordneten Externa! Diese Präparate sowie alle Materialien, die bei deren Zubereitung verwendet wurden, alle in Berührung gekommenen Verbände, Handschuhe und andere Gegenstände sind in besonderen verschlossenen Behältern dem von der örtlichen Behörde beauftragten Entsorgungsunternehmen zu übergeben. Diese Behälter müssen ebenfalls entsprechend gekennzeichnet sein.

6.1.5 Abfallklasse E

Als E-Müll gelten Amputate, Körper- und Organteile, auch Plazenten oder Föten sowie tote Versuchstiere, die in Kliniken oder ähnlichen Einrichtungen anfallen. Es gelten wiederum besondere Entsorgungsvorschriften, die denen des D-Mülls ähneln. Die gemeinsame Entsorgung von C-, D- und E-Müll ist nicht möglich.

6.1.6 Sondermüll

Übrig bleiben die üblichen Wertstoffe und der Sondermüll. Beim Sondermüll werden getrennt entsorgt:

- Batterien,
- Neonröhren,
- Medikamente,
- Quecksilber,
- Farb-/Lackreste und andere Chemikalien,
- Röntgenchemikalien und -filme.

6.2 Wäscheversorgung

Wäsche aus allen medizinischen Einrichtungen gilt grundsätzlich als kontaminationsverdächtig. Das gilt auch und besonders für Arbeits- und Schutzkleidung. Diese sind täglich zu wechseln.

Alle Textilien sollten kochfest sein und dementsprechend behandelt werden. Die meisten Erreger, vor allem Pilze, sterben bei Temperaturen über 60 °C nach 20 Minuten ab. Die Zugabe von Desinfektionsmitteln zur Waschflotte ist überflüssig, belastet nur unnötig das Abwasser und nutzt nur dem Hersteller.

Infektionswäsche tritt nur in den beim C-Müll genannten Fällen auf und darf nur von Wäschereien gereinigt werden, die eine besondere Zulassung haben, zum Beispiel das *Hohensteiner Zertifikat*.

Berufskleidung, die als Schutzkleidung dient, darf gemäß TRBA 250 nicht zu Hause zusammen mit der regulären Wäsche gewaschen werden.

7 Die Sichtbarmachung von Erregern

7 Die Sichtbarmachung von Erregern

Die größte Gefahr liegt in Dingen, die man nicht sehen kann. Das haben bereits die Infektiologen des 19. Jahrhunderts erkannt. Zu ihren großen Arbeitsleistungen gehört, dass es ihnen gelungen ist, Erreger sichtbar zu machen. Namen wie Robert Koch und Hans Gram stehen für die vielen Wissenschaftler, die daran gearbeitet haben, die mikrobiologische Diagnostik zu ermöglichen. Dabei haben sich die Techniken in den Grundzügen bis heute eigentlich nur marginal geändert. Zwar hat längst der Computer Einzug in die Labors gehalten, er stellt aber nur ein Hilfsmittel dar. Die eigentliche Labordiagnostik ist immer noch – und bleibt es hoffentlich auch – Handarbeit, die mit dem Geschick und der Erfahrung des Diagnostikers über Erfolg und Misserfolg entscheidet.

Mikrobiologische Untersuchungen sind aus vielen Materialien möglich:

- Punktat,
- Sputum,
- Blut,
- Sekreten,
- Abstriche/Abdruckkulturen,
- Urin,
- Stuhl,
- Präparate,
- Implantate.

Aus diesen Materialien kann entnommen, präpariert, gefärbt und untersucht werden. Wenn auch mikrobiologische Untersuchungen nicht zu den originären Aufgaben der Podologie gehören, so erscheint es doch sinnvoll, Kenntnisse über den Ablauf einer solchen Untersuchung zu haben.

- Aseptische Vorgehensweise
  - Nicht antiseptisch! Wird eine Probenentnahmestelle vor der Entnahme desinfizierend gereinigt, erhält man ein verfälschtes Ergebnis.

- Der Transport bzw. die Aufbewahrung muss in einem geeigneten Gefäß erfolgen. Die erforderlichen sterilen Gefäße für die jeweilige Untersuchung sind in den Untersuchungslabors erhältlich.

- Eindeutige Beschriftung
  Nur ein Gefäß, das unverwechselbar mit den Personalien, der Untersuchung, der Entnahmestelle und dem Entnahmezeitpunkt gekennzeichnet ist, garantiert eine erfolgreiche Untersuchung.

- Vollständiges und korrektes Ausfüllen des Begleitzettels
  Der Begleitzettel muss neben den Personalien und dem Einsender und Kostenträger folgende Angaben enthalten:
  - Entnahmestelle und gewünschte Untersuchung.
  - Umfang der Untersuchung:
    - Mikroskopie,
    - Keimidentifikation/Kultur,
    - Resistenzbestimmung,
  - ggf. Keimzahl pro ml oder cm^2,
  - (Verdachts-) Diagnose,
  - Eventuell bestehende Antibiose- oder Chemotherapie.

- Sofortiger Transport ins Labor
  Es muss eine geeignete Aufbewahrung garantiert werden und gewährleistet sein, dass dem Labor verwendungsfähiges Material zur Verfügung steht. Dabei sollen Proben, die der Keimidentifikation dienen, bis zur Untersuchung bebrütet werden. Ausnahme sind Blut- oder Punktatkulturen in Kulturflaschen. Die modernen Kulturmedien zeigen bei Bebrütung ein so *„gutes"* Wachstum, dass das Ergebnis verfälscht wird. Wird hingegen die Angabe der Keimzahl gewünscht, so ist ein gekühlter Transport erforderlich.

Im Fernsehen sieht das ganz einfach aus: Der Mikrobiologe entnimmt Material, streicht es aus und hält die Petrischale gegen das Licht. Dann diktiert er seine Diagnose und die Therapieempfehlung. So einfach ist es im wirklichen Leben nie!

Nach der Entnahme wird die Kultur so lange bebrütet, bis ein Wachstum festzustellen ist. Daraufhin wird unter aseptischen Bedingungen aus einer Bakterienkolonie Material entnommen und auf verschiedene Nährböden ausgestrichen.

Aus der Wachstumsform und den Verfärbungen der Bakterien auf den unterschiedlichen Nährböden kann der erfahrene Untersucher eine bestimmte Keimart erkennen.

Dann erfolgt das Ausstreichen auf einem Objektträger, das Fixieren und Anfärben. Die häufigste Färbemethode wurde von dem dänischen Mikrobiologen Hans Gram entwickelt. Die Differenzierung nach *grampositiv* oder *gramnegativ* ist jedem geläufig, der sich mit der Materie befasst hat. Bei der Gramfärbung werden Keime, die sich blau färben als grampositiv, die sich rot färben als gramnegativ bezeichnet. Diese Unterscheidung hilft bei der Diagnostik, sagt aber zunächst nur etwas über den Zellwand- oder Kapselaufbau aus, jedoch noch nichts über eine mögliche Pathogenität. Beim Färbevorgang werden die auf dem Objektträger fixierten Keime unterschiedlichen Färbelösungen, Alkohol oder anderen Entfärbelösungen und Wasser ausgesetzt und dann getrocknet.

Bei der anschließenden Untersuchung unter dem Lichtmikroskop kann man dann oft schon eine Aussage über die Keimdifferenzierung machen.

Aufgrund der Farbe der Kultur auf dem Nährboden kann zum Beispiel zwischen dem meist apathogenen *Staphylokokkus epidermidis (albus)*, einem Hautkeim, und dem Eitererreger *Staphylokokkus aureus*, der seinen Namen von dessen goldgelben Wachstum hat, unterschieden werden. Die Technik des Drei-Ösen-Ausstrichs ermöglicht die Verdünnung auf dem Nährboden und damit die Isolierung der Reinkultur.

Nicht immer kann die Keimidentifikation so leicht erfolgen. Gerade Darmkeime sind ein gutes Beispiel dafür. Sie haben die Eigenschaft, beim Wachsen in verschiedenen Kulturmedien diese durch ihre Stoffwechselprodukte farblich zu verändern. Das macht sich die Technik der *Bunten Reihe* zu Nutze. Hier werden Kulturen in verschiedene Medien eingebracht. An der Veränderung der Farbe erkennt der Untersuchende nunmehr die Keimart. Oft wird diese *Bunte Reihe* noch wie in früheren Zeiten in Reagenzgläsern dargestellt. Moderne Kulturmedien wie der *Enterotube®* bieten Fertigmedien an, die nach dem Beimpfen und dem Wachsen mit einer Kontroll-Farbtabelle verglichen werden und so die Aussage erleichtern. In einem fortschrittlichen Labor ist bereits eine maschinelle Auswertung möglich. Der Farbvergleich erleichtert die Diagnose und erlaubt eine geeignete Therapie.

Die Arbeit des mikrobiologischen Labors ist mit der Diagnose aber noch nicht zu Ende. Es soll schließlich herausgefunden werden, welche Medikamente gegen die Infektion eingesetzt werden können. Deshalb werden mit unterschiedlichen Antibiotikalösungen getränkte Filzplättchen auf die Nährböden gelegt. Aufgrund der dadurch entstehenden Hemmhöfe ist zu erkennen, welche Medikamente gut, schwach oder gar nicht wirken. In diesen Fällen spricht man von Empfindlichkeit (gut), intermediärer Wirksamkeit (schwach) und Resistenz (gar nicht). Nach Prüfung des Krankheitsbilds und der Stoffwechsellage des Patienten kann nun eine adäquate Therapie eingesetzt werden. Die Resistenzprüfung ist zwingend notwendig, damit gezielt behandelt werden kann. Eine Ursache für die zunehmende Resistenz- und Multiresistenzentwicklung in der Krankenhaushygiene liegt darin, dass zu viele Antibiotika ohne dieses Testverfahren verordnet werden, was eine Neuentwicklung von antibiotisch wirksamen Medikamenten notwendig macht. Irgendwie sind die Keime der Entwicklung immer einen Schritt voraus!

Die beschriebenen Labortechniken gelten für die Bakteriendiagnostik und nur eingeschränkt für Pilze. Viren können nicht auf unbelebten Nährböden gezüchtet werden. Die Viren werden zum Beispiel auf Hühnerembryonen gezüchtet, wobei Labortiere oder die Untersuchung von Antigenen oder Antikörpern mit serologischen Methoden erforderlich sind. Die neueste Form der Virendiagnostik hat ihren Ursprung in der Technik der Polymerasekettenreaktion (PCR). Hier werden die Viren zunächst technisch multipliziert, um ausreichend Material zur Verfügung zu haben.

Enteroparasiten können direkt unter dem Mikroskop oder durch die Antikörperreaktion nachgewiesen werden. Die Antikörperreaktion stößt bei Immundefekten an ihre Grenzen, zum Beispiel bei HIV-infizierten Menschen, Zytostasepatienten und bei anderen Immunschwächeerkrankungen. Für den Nachweis von Prionen existiert noch keine geeignete Diagnostik.

Letztendlich ist die Erfahrung des klinisch tätigen Arztes nicht durch eine noch so ausgefeilte Labortechnik zu ersetzen.

8 Bakterien & Co.

8 Bakterien & Co.

Nicht alle sind gefährlich – manche schon!

Kolibakterien sind normalerweise harmlose Mitbewohner unseres Darms. Etwa ein Drittel der Stuhlmasse besteht aus diesen Keimen. Dennoch können diese krank machen, wenn sie in normalerweise sterile Regionen des Körpers eindringen. Infektionen können dann die Folge sein. Es gibt aber auch mutierte Stämme dieser Kolibakterien, die auch im Darm, also in ihrem natürlichen Habitat, durchaus gefährlich werden können. Diese werden *enterohämorrhagische Escherichia coli* genannt (in den USA werden sie liebevoll als *Mac-Disease* bezeichnet). Sie werden mit unzureichend durchgebratenem Fleisch, (insbesondere Rindfleisch) übertragen und rufen vor allem bei jungen Menschen und Kindern gefährliche Krankheitsbilder hervor. Diese beginnen mit Durchfällen und können sich in der Mehrzahl der Fälle zu schweren Hämolysen bis hin zum Nierenversagen entwickeln. Nicht rechtzeitig adäquat behandelt, kann diese Erkrankung zum Tod führen. Es handelt sich also in diesem Fall um einen entarteten Symbionten, der sich zu einem tödlichen Risiko entwickelt. Ein ähnlicher Ablauf ist bei vielen Erregern zu erkennen, wie den bekannten und gefürchteten Legionellen. Diese kommen hauptsächlich im Süßwasser vor. Als Aerosol eingeatmet, wird ein intaktes Immunsystem ohne Weiteres mit diesen Erregern fertig. Immungeschwächte – das sind bereits Diabetiker oder chronische Raucher – können an einer atypischen Pneumonie erkranken. Es handelt sich hier also um einen opportunistischen Keim, der den geschwächten Körper befällt und zur Krankheit führt.

Das Verständnis dieser Mechanismen bedeutet auch das Verständnis der Grundregeln der Infektiologie.

8.1 Infektion

Eine Infektion ist nicht mit einer Krankheit identisch. Eine Infektion ist die Ansiedlung, das Wachstum und die Vermehrung von Mikroorganismen in einem Makroorganismus. Dieser zeigt Abwehrreaktionen oder Schädigungen. Die Infektion ist also die Auseinandersetzung zwischen dem menschlichen, tierischen, aber auch pflanzlichen Wirt und einem mikrobiellen Erreger. Selbstverständlich spielen nicht nur die Art des Erregers, sondern auch der Übertragungsweg und die Keimzahl eine Rolle. Zur Erinnerung: Der beste Schutz gegen Infektionen sind eine intakte Haut und ein intaktes Immunsystem. Staphylokokken können in einer sauberen, glatten, blutenden Wunde erst dann zum Eitererreger werden, wenn sie zu Zehntausenden auftreten. In einer verschmutzten, zerfetzten Wunde, bei Durchblutungsstörungen (Diabetiker) und anderweitig reduzierter Abwehr genügen bereits 100 Keime, um die Infektionskrankheit auszulösen.

8.2 Kolonisation und Kontamination

Kolonisation und Kontamination bedeuten ebenfalls keine Infektion. Eine Kolonisation bedeutet in der Mikrobiologie die Ansiedelung von Mikroorganismen in einem Makroorganismus, ohne ein Krankheitsbild hervorzurufen. Dabei kann es sich um Keime der physiologischen Flora wie *Staphylokokkus epidermidis* (Hautkeime) handeln, aber auch um potenziell pathogene Keime. Wie viele Menschen mit *Staphylokokkus aureus* kolonisiert (besiedelt) sind – auch mit dem multiresistenten –, kann nur geschätzt werden. In Gesundheitsberufen wird eine Quote von über 80 % angenommen.

Eine Kontamination kommt in der Regel bei Gegenständen vor. Hier sind die Keime in den wenigsten Fällen offen auf der sauberen Oberfläche zu finden und sterben dort auch meist recht schnell ab (von Ausnahmen abgesehen). Die Erreger befinden sich überwiegend in Verunreinigungen auf dem Gegenstand, finden dort Nahrung und Schutz vor Umwelteinflüssen wie Desinfektion und Sterilisation. Dadurch wird verständlich, dass Desinfektions- und Sterilisationsmaßnahmen ohne vorherigen oder gleichzeitigen Einsatz der Reinigung wirkungslos sind.

Kontaminiert werden können Instrumente, Flächen, Lebensmittel und Wasser.

Erreger brauchen in der Regel ein Vehikel, um von einem Organismus zum anderen zu gelangen. Diese Vehikel sind neben den Händen unter anderem

- Aerosole (aerogen),
- fäkal-orale Schmierinfektionen,
- Lebensmittelinfektionen,
- Schleimhautkontakte (sexuell),
- Wunden (vektoriell),
- Arthropoden,
- Gegenstände, Instrumente,
- Plazenta.

8.3 Definition der Infektionskrankheit

Jakob Henle aus Fürth und Robert Koch aus Wollstein, die Väter der Mikrobiologie, haben bereits im 19. Jahrhundert ihre Henle-Koch'schen Postulate erstellt, um eine Infektionskrankheit zu definieren.

- Isolation des Erregers aus dem erkrankten Wirt.
- Nachweis des Erregers in Reinkultur.
- Durch die Infektion mit der Reinkultur des Erregers muss sich die typische Krankheit ausbilden.
- Aus dem Infizierten lässt sich wiederum der Erreger isolieren.

8.4 Immunologische und infektiologische Begriffe

Epidemie

Ausbruch einer übertragbaren Krankheit innerhalb einer Gruppe von Menschen oder Tieren. In einer Zeitung war zum Beispiel bei einer Meningokokken-Meningitis vom *Killervirus aus Niederbayern* zu lesen. Dieser Bericht war Unsinn, denn erstens handelt es sich bei rechtzeitiger suffizienter Behandlung um kein Killervirus. Zweitens handelt es sich um eine bakterielle Infektion und nicht um ein Virus. Drittens war die Erkrankung keineswegs in Niederbayern heimisch, sondern tritt weltweit immer wieder auf. Diese Krankheit kann somit jeden treffen. Häufig sind es aber junge Leute, die sich gegenseitig durch engen Kontakt anstecken. Ausbrüche dieser Krankheit wurden in letzter Zeit bei jungen Leuten festgestellt, die nach einem Diskothekenbesuch erkrankten. Die Übertragung kann durch Aerosole erfolgen, die Krankheit tritt nach einer Inkubationszeit von drei bis fünf Tagen auf. Nach kurzer allgemeiner Symptomatik sind alle Zeichen der Hirnhautentzündung, oft auch die klassischen Hautsymptome des *Waterhouse-Friedrichsen-Syndroms*, zu sehen. Es ist eine sofortige intensive Antibiotikatherapie notwendig. Kontaktpersonen sollten umgehend eine Antibiotikaprophylaxe in Form einer einmaligen Gabe von zum Beispiel 500 mg Ciprofloxacin erhalten.

Endemie

Eine innerhalb einer Region heimische Krankheit, die immer wieder auftritt, zum Beispiel die Pest in einigen Gegenden Indiens, die wegen der dortigen besonderen Lebensumstände kaum auszurotten ist.

Pandemie

Weltweite Infektionswelle, zum Beispiel die Virusinfluenza in den Jahren 1919/20, die ihren Ausgang in Spanien hatte *(spanische Grippe)* und mehr Menschenleben gefordert hatte als der Erste Weltkrieg.

Letalität

Hier wird das Verhältnis der Todesfälle durch eine bestimmte Erkrankung in Relation zur Zahl der Erkrankten angegeben, meistens in Prozent. So ist die Letalität bei Hepatitis C-Erkrankten sehr hoch, bei Hepatitis A jedoch sehr niedrig. Beides sind aber Leberinfektionskrankheiten, die ein schweres Krankheitsbild hervorrufen können.

Mortalität

Die Mortalität ist die Anzahl der Todesfälle in einem bestimmten Zeitraum, bezogen auf 1000 Individuen einer Population (zum Beispiel Gesamtbevölkerung eines Landes oder Bevölkerungsteile). Als Zeitraum wird in der Regel ein Jahr angenommen. Aktuelle Beispiele sind die Mortalität am erworbenen Immundefektsyndrom (AIDS) unter den bekannten Risikogruppen (homosexuelle Männer, Drogenabhängige) oder die Mortalität der chinesische Bevölkerung an Cholera.

8.5 Immunität

Zur körpereigenen Abwehr gehört neben der intakten Haut – die bekanntermaßen den besten Infektionsschutz darstellt – und der zellulären und humoralen Abwehr die Immunität. Dabei handelt es sich um die durch Immunisierung entstandene spezifische Reaktionsbereitschaft gegenüber Antigenen. Das können bakterielle, virale oder andere Erreger, aber auch Fremdeiweiße sein. Es wird hier zwischen angeborener und erworbener Immunität unterschieden. Immunität kann auch vorübergehend sein.

- Bei angeborener Immunität treten mütterliche Immunglobuline (spezifische Abwehrkörper) durch die Plazenta in das Blut des Neugeborenen über. Dadurch entsteht eine Immunität in den ersten Lebenswochen, die im Lauf der Zeit nachlässt.
- Immunität kann erworben werden
  - nach einer Erkrankung, zum Beispiel bei Röteln. Diese Immunität ist jedoch unsicher und kann im Lauf der Zeit nachlassen. Daher ist es sinnvoll, im Abstand von einigen Jahren den Antikörperstatus überprüfen zu lassen und ggf. nachzuimpfen. Gerade bei Röteln ist zu gewährleisten, dass jede Frau von der Menarche bis zur Menopause einen schützenden Rötelntiter hat.
  - durch aktive Impfung. So sollte jeder über einen ausreichenden Tetanusschutz verfügen und sich nicht erst im Verletzungsfall impfen lassen.
  - durch passive Impfung. Im Verletzungsfall erhält zum Beispiel der Verletzte zusätzlich zur aktiven Impfung das Tetanusimmunglobulin. Dadurch entsteht ein Schutz, der jedoch nur wenige Wochen anhält, aber die Zeit bis zum Wirksamwerden der aktiven Impfung überbrückt.

- durch eine roborierende Lebensweise, durch welche die allgemeine Abwehrbereitschaft des Körpers gestärkt werden kann. Diese Möglichkeit wird im Volksmund als *Abhärtung* bezeichnet. Gesunde Ernährung und die Einhaltung allgemeiner Hygieneregeln, aber auch der Kälte- und Wärmekontakt (Saunabesuch) stärken den Körper in seinem Abwehrkampf gegenüber Krankheiten. Die Abhärtung stellt aber keine Immunität im eigentlichen Sinn dar, da sie nicht spezifisch, sondern allgemein wirksam wird.
- durch die Gabe von unspezifischem Immunglobulin oder Interferonen bei einigen Krankheiten. Interferone wirken durch die Hemmung der intrazellulären Virusreplikation. Sie werden gegen verschiedene Virusinfektionen, aber auch gegen metastasierende Erkrankungen eingesetzt. Diese Therapieform ist noch ziemlich neu. Es liegen noch nicht alle Studien vor.
- durch eine so genannte *stille Feiung*. Der Organismus wird häufig mit geringen Infektionsdosen in Kontakt gebracht. Durch den ständigen Kontakt entwickelt sich auch ohne Impfung eine Immunität, ohne den echten Ausbruch der Krankheit. Viele Menschen erhalten zum Beispiel einen positiven Tuberkulintest, ohne jemals daran erkrankt zu sein oder eine Impfung erhalten zu haben. Diese Immunität ist unsicher und muss immunologisch überwacht werden.

8.6 Die einzelnen Erreger

8.6.1 Bakterien

Streptokokken sind Kugelbakterien. Sie wachsen in Form einer *Kette*. Häufig verursachen sie eine Halsentzündung (Angina). Streptokokken sind zudem in der Lage, ein Enzym zu bilden, das Blutgerinnsel auflöst. Dies ist einerseits in der Medizin hilfreich, da diese Enzyme zur Auflösung von Gerinnseln bei Thrombosen und Infarkten eingesetzt werden können. Andererseits können sich Streptokokkeninfektionen unter der Haut ausbreiten und so das Bild des Erysipels entstehen lassen.

Staphylokokken sind ebenfalls Kugelbakterien, wachsen jedoch in einer typischen Haufenform. Bei Wundinfektionen entsteht das Bild des Abszesses, also einer abgekapselten Eiteransammlung.

Andere Keime, zum Beispiel *Proteus mirabilis*, bilden Auswüchse, mittels derer sie untereinander Kontakt halten können. Einige Keime sind in der Lage, auf diese Weise Teile ihrer Erbsubstanz auszutauschen, was besonders bei der Resistenzentwicklung eine Rolle spielt. Das funktioniert sogar manchmal bei unterschiedlichen Spezies. Bei unterschiedlichen Arten können solche Auswüchse auch der Fortbewegung im Wasser dienen, wie bei dem Keim *Pseudomonas aeruginosa*, der häufig im Wasser vorkommt, im menschlichen Trinkwasser aber nicht vorkommen darf.

Bakterien sind daran zu erkennen, dass

- sie einzellige Lebewesen sind,
- sie einen eigenen Stoffwechsel haben,
- sie keinen echten Zellkern, aber ein Kernäquivalent besitzen,
- sie aus diesem Grund als Prokaryonten bezeichnet werden,
- sie Organellen besitzen, die dem Stoffwechsel und anderen Lebensfunktionen dienen,
- sie sich durch Zellteilung vermehren.

Die Vermehrung der Bakterien ist bestimmten Bedingungen unterworfen:

- dem Nahrungsangebot,
- der Temperatur. Für den Menschen pathogene Keime wachsen bei zirka 37 °C und werden als mesophil bezeichnet. Es gibt aber auch thermophile und psychrophile Keime, die in extrem hohen oder niedrigen Temperaturen leben können.
- dem Sauerstoffangebot. Manche Bakterien benötigen Sauerstoff (Aerobier), andere sterben unter Sauerstoff ab (Anaerobier). Einige können sich diesen Umständen anpassen und werden fakultative Anaerobier genannt.
- dem Wassergehalt. Manche Bakterien sterben bei Wassermangel ab, andere bilden Dauerformen (Sporen).

- dem pH-Wert. Im mittleren Bereich können sich die meisten Bakterien vermehren, hohe oder niedrige pH-Werte lassen sie inaktiv werden oder absterben. Extreme gibt es auch hier.
- der Zeit. Darmbakterien teilen sich bei guten Wachstumsvoraussetzungen alle 20 Minuten und verdoppeln sich damit. Das bedingt ein exponentielles Wachstum. So werden aus zehn Keimen innerhalb von nur gut drei Stunden 6000!

Um Bakterien unterscheiden zu können, werden sie nach ihren Merkmalen eingeteilt.

- Färbung, zum Beispiel grampositiv – gramnegativ,
- Form, zum Beispiel Stäbchen – Kokken – Spirillen usw. oder Kolonieform, zum Beispiel Staphylokokken – Streptokokken – Diplokokken und so weiter,
- Wachstum, zum Beispiel psychrophil – mesophil – thermophil, aerob – anaerob,
- Dauerformen, also Sporenbildung,
- Fermentaktivitäten, Katalase/Oxidase usw.,
- Beweglichkeit/Geisseln,
- Toxinbildung.

Nicht immer sind Bakterien die Feinde des Menschen. Bakterien sind im Grunde genommen faszinierende Wesen, denn sie können

- pathogen, fakultativ pathogen oder apathogen sein,
- nützlich oder schädlich sein,
- sich Umweltbedingungen anpassen,
- in Dauerformen überleben,
- resistent werden,
- Resistenzplasmide austauschen.

In den Bereichen, in denen sie Krankheiten verursachen oder potenziell gefährlich sind, werden sie erbarmungslos gejagt, zum Beispiel

- auf natürliche Weise durch die körpereigene Abwehr, durch das Hautmilieu und durch die nach Impfungen oder überwundenen Erkrankungen erworbene Abwehr,
- auf Flächen oder Gegenständen, auf Händen, in Wasser und Aerosolen durch Desinfektion, Filterung und Sterilisation (Antisepsis),
- bei Erkrankungen im Körper chirurgisch, antiseptisch, chemotherapeutisch oder durch Antibiose. Weil Bakterien Resistenzen entwickeln, darf die Antibiotikagabe nur mit gleichzeitiger Testung erfolgen. Ohne Testung ist die Resistenzbildung eine geradezu zwangsläufige Folge.

8.6.2 Pilze

Pilze als Krankheitserreger bieten ein buntes Bild. Zu den Sprosspilzen gehört der *Candida albicans*, der im menschlichen Organismus ein häufiger Bewohner der Atemwege ist und bei nur mäßiger Abwehr eine Pneumonie hervorrufen kann.

Fadenpilze wie der *Trichophyton mentagrophytes* wachsen in anderen Formen. Trichophyten sind häufige Erreger von Haut- und Nagelmykosen. Pilze sind etwas komplizierter aufgebaut als Bakterien, denn

- sie sind einzellige Lebewesen,
- sie besitzen einen eigenen Stoffwechsel,
- sie besitzen einen echten Zellkern (Eukaryont),
- sie besitzen wie Bakterien Organellen
- sie vermehren sich unterschiedlich, nämlich
  - sexuell durch Sporen. Diese sind im Gegensatz zu Bakteriensporen keine Dauerformen, sondern entsprechen eher dem *Samen*,
  - asexuell durch so genannte Konidien. Das sind Sprossungen, das heißt nicht durch Zellteilung entstanden.

Pilze können auch auf der unverletzten Haut wachsen. Deshalb sind sie der Schrecken der Fußpflege. Ihre morphologischen Charakteristika können variieren, zum Beispiel

- Trichophyten: Besiedlung der Hornhaut. Hand-, Fuß und Nagelmykosen,
- Candida: Besiedlung von Schleimhäuten. Soormykosen,
- Cryptokokkus: aus Taubenkot. Wird inhaliert. Erreger von Lungenmykose und Enzephalitis.

Die Bekämpfung von Pilzinfektionen oder -kolonisationen und Kontaminationen erfolgt ziemlich ähnlich wie bei den Bakterien. Im oder am Körper sind Antibiotika jedoch wirkungslos. Pilzwirksame Präparate werden als Externa eingesetzt (zum Beispiel imidazolhaltige Salben und Tinkturen) oder systemisch gegeben (zum Beispiel *Amphotericin B* oder *5-Flucytosin*). Die Behandlung ist meist langwierig und muss durch alle entsprechenden Hygienemaßnahmen unterstützt werden.

8.6.3 Viren

Jetzt kommt der Dämon aus dem Busch: Das Ebola-Virus ist ein zu Recht gefürchteter Vertreter der Viren. Auch hierzulande sind viele Virentypen heimisch und werden entweder unterschätzt oder dämonisiert. Die Wissenschaft der Virologie ist noch ziemlich neu und bringt in Zukunft sicher noch Überraschungen. Viren

- sind keine echten Lebewesen,
- haben keinen eigenen Stoffwechsel,
- besitzen keinen Zellkern, jedoch entweder RNA oder DNA,
- kommen behüllt oder unbehüllt vor,
- vermehren sich ausschließlich durch Induktion neuer Viren in lebenden Zellen. Deswegen kann man sie auch nicht außerhalb lebenden Gewebes züchten, was die Diagnostik erschwert.

Die befallene Zelle baut nach der Infektion aus ihrem Erbmaterial neue Viren und entlässt diese aus dem Zellleib. Dazu benötigt die Zelle bestimmt Enzyme, wie Neuraminidase, das von der Bekämpfung der Influenza her bekannt ist. Als Prophylaktikum ist es wirkungslos.

Einige Viren sollten in der Podologie beachtet werden, da sie hautpathogen sein können, zum Beispiel

- Herpesviren: Herpes-Simplex-Virus; Varizellen-Zoster-Virus,
- Papovaviren: Warzen; Condylomata acuminata; Lymphosarkom,
- Pockenviren: Variola; Vaccinia.

In der Virenbekämpfung kommt der körpereigenen, angeborenen oder erworbenen Abwehr, der Immunprophylaxe (Impfung) und der Expositionsprophylaxe (Isolierung) eine besondere Bedeutung zu. Eine kausale Therapie existiert oft nicht! Die Maßnahmen der korrekten Asepsis und Antisepsis sind daher oft ausschlaggebend für den Erfolg. Im oder am Körper kommt eine Chemotherapie mit Antimetaboliten oder selektiven Virushemmern in Frage. Viruswirksame Medikamente greifen in den Zellstoffwechsel ein und sind somit keinesfalls harmlos! Vielfach unterliegen sie zu Recht den gleichen Bestimmungen wie zytostatisch wirksame Medikamente. Antibiotika sind grundsätzlich unwirksam.

8.6.4 Protozoen

Hier handelt es sich um

- einzellige Lebewesen,
- Eukaryonten,
- hoch spezialisierte Lebewesen.

Oft besitzen sie einen komplizierten Entwicklungszyklus mit mehrfachem Wirtswechsel. Viele Protozoen werden durch Arthropoden (Insekten) übertragen. Der tropische Erreger Trypanosoma wird durch Mückenstiche übertragen, ähnlich wie die bis nach dem Zweiten Weltkrieg auch bei uns vorkommende Malaria.

Im Gegensatz dazu ist der Einzeller *Trichomonas vaginalis* direkt übertragbar und zählt zu den häufigsten Erregern sexuell übertragbarer Krankheiten. Deshalb müssen bei einer Behandlung auch alle potenziellen Sexualpartner behandelt werden.

Protozoen sind oft gegen Desinfektionsmittel resistent, Antibiotika deswegen meist unwirksam. Für die Behandlung stehen spezielle Medikamente zur Verfügung. In der Regel ist eine ausführliche Beratung durch den Mikrobiologen oder Pharmazeuten erforderlich.

Mehrzellige Parasiten wie enteroparasitär lebende Würmer und Einzeller haben in der Podologie nur wenig Bedeutung. Hautparasiten werden im Kapitel 9 besprochen.

8.6.5 Prionen

Was Prionen genau sind, ist noch nicht gänzlich erforscht. Es wird vermutet, dass es sich um ein *falsch gefaltetes Eiweiß* handelt. Prionen haben derzeit keine Bedeutung in der Dermatologie, wobei zu beachten ist, dass es keine wirksamen Desinfektions- und Sterilisationsmaßnahmen gibt. Diese Tatsache wird sicherlich eine größere Bedeutung bei der Instrumentenaufbereitung haben. Gerade bei der Eiweißentfernung muss bei der Reinigung mehr Sorgfalt aufgewändet werden.

9 Menschen, Tiere, Aversionen

9 Menschen, Tiere, Aversionen

9.1 Endoparasiten

Als Endoparasiten (im Körper lebend) treten beim Menschen Würmer und Einzeller auf. Ihre Übertragung kann verhindert werden, indem Kontakt mit Ausscheidungen, Körpersekreten und unbehandelten Lebensmitteln vermieden wird. Die Sanierung erfolgt durch eine spezifische medikamentöse Therapie. Endoparasiten und ihre Übertragung sind in der Podologie eher unwahrscheinlich. Das Beispiel des Hakenwurms zeigt aber, dass gerade bei Fernreisenden nichts unmöglich ist.

Der Hakenwurm *(Ancylostoma duodenale)* kann für den Podologen durchaus eine gewisse Bedeutung haben. Hierzu ein Fallbericht: Anne war immer eine kleine, schlanke, ja fast dünne Person. Seit einiger Zeit nahm sie immer mehr ab, wurde anämisch, ohne dass die Ärzte eine Erklärung finden konnten. Es war ein Zufallsbefund, als eines Tages Würmer bei ihr nachgewiesen wurden.

Aus der Anamnese wurde dann die Diagnose gestellt: Anne hatte eine Trekking-Tour durch ein subtropisches Land unternommen und dabei in einem Tümpel gebadet. Die Hakenwurmlarven leben dort im Wasser und bohren sich in die Haut. Über den venösen Blutstrom gelangen sie in die Lunge. Dort entwickelt sich der geschlechtsreife Wurm, der hochgehustet und wieder verschluckt wird. Im Duodenum hängt er sich an Darmzotten und saugt dort Blut. Bei massivem Wurmbefall kann ein enormer Blutverlust entstehen. Nachdem diese Diagnose gesichert war, konnte Anne therapiert werden und ist jetzt wieder gesund.

In der Podologie haben Endoparasiten eher geringe Bedeutung. Der Hakenwurm ist insofern eine Ausnahme, da er über die Haut und Venen der Beine aufgenommen werden kann. Diese Erkrankung sieht man in Europa aber eher selten. Bei Fernreisenden kann durchaus ein solcher Befund festgestellt werden. Auch die Larve des Medinawurms oder der Biss des Sandflohs kommen gelegentlich vor.

9.2 Ektoparasiten

Weitaus häufiger kommt der Befall durch heimische Ektoparasiten vor.

9.2.1 Milben

Milben gehören zur normalen Hautfauna des Menschen. Etwa 20.000 mikroskopisch kleine Tiere bevölkern den Körper. Die Milbe *Sarcoptes scabiei* wäre eigentlich ein harmloser Symbiont, der sich von Hautschuppen und Schweiß ernährt, wenn die Weibchen nicht Gänge in die Haut nagen würden, in denen sie die Eier ablegen und die Tiere sich entwickeln. Dabei bevorzugen sie Hautstellen, die warm und feucht sind, oder die hornhauthaltigen Handflächen und Fußsohlen. Wegen des starken Juckreizes kratzen sich die Befallenen, bis offene Hautareale entstehen, die sich infizieren. Daher hatte die Krankheit früher auch den Namen *Krätze*. Diese Erkrankung ist durchaus häufig und wird durch engen körperlichen Kontakt oder über die Wäsche des Befallenen übertragen. In Pflegeheimen werden gelegentlich Ausbrüche gemeldet. Eine Therapie mit insektiziden Salben oder auch oral mit *Ivermectin*® ist möglich. Der Juckreiz sollte behandelt werden, um superinfizierte Kratzaffekte zu vermeiden. Die Leib- und Bettwäsche ist täglich zu wechseln und mit einer Temperatur von 60 °C zu waschen. Ohne Hautkontakt sterben Krätzemilben innerhalb weniger Tage ab.

9.2.2 Läuse

Kopf- und Kleiderläuse sind anhängliche Tierchen. Sie werden durch engen Kontakt übertragen. In Kindertagesstätten und Schulen, wo die Baseballmützen von Kopf zu Kopf gehen oder auch einmal Schals oder Kleidungsstücke getauscht werden, sind Ausbrüche gar nicht selten. Auch in Pflegeheimen werden sie immer wieder beobachtet. Am Körper werden die Tiere mit verschiedenen Insektiziden bekämpft. *Jacutin*® oder *Goldgeist forte*® sind die bekanntesten Präparate. Die Bekämpfung muss, wie bei den meisten Parasiten, mindestens zweimal im Generationsabstand durchgeführt werden. Einige Populationen können aber auch insektizidresistent sein. Zur Unterstützung können die Haare zusätzlich mit 5 % Essigwasser gespült und die Nissen (Eier) mit einem *Läusekamm* mechanisch entfernt werden.

Kleiderläuse sind in Mitteleuropa sehr selten geworden. Während des Kriegs gehörten sie zu den gefürchteten Parasiten als Überträger des Fleckfiebers. Die Bekämpfung erfolgt durch Behandlung der Wäsche bei einer Temperatur von 60 °C. Kleiderschränke, Matratzen und Kissen müssen mit Insektiziden behandelt werden. Läuse können durch Aushungern bekämpft werden. Dabei müssen die befallenen Gegenstände in gut verschlossenen Plastiksäcken für zwei Wochen kaltgestellt werden.

Filzläuse gehören zu den treuesten „Freunden". Sie werden ausschließlich durch Sexualkontakt übertragen. Eine Übertragung durch Gegenstände oder Wäsche ist nur theoretisch möglich, auf der öffentlichen Toilette unmöglich. Sie besiedeln neben der Schambehaarung auch gelegentlich Achselhaare, Bart und Augenbrauen, sehr selten den Abdominalbereich. Die Bekämpfung erfolgt durch insektizidhaltige Puder, Salben oder Shampoos, mindestens zweimal im Generationsabstand. Die Behandlung aller Sexualpartner ist erforderlich.

9.2.3 Flöhe

Menschenflöhe sind in Mitteleuropa sehr selten. Häufiger ist der Befall durch Tierflöhe. Bei Tropenreisenden wird auch der Befall von Sandflöhen beobachtet. Die Behandlung erfolgt, sofern möglich, durch die mechanische Entfernung der Tiere oder mittels insektizidhaltiger Shampoos und Salben. Befallene Kleidungsstücke (sehr selten) werden in verschlossenen Säcken über mehrere Tage gelagert. Die Parasiten verhungern. Floheier können Reinigungsmaßnahmen in schwer erreichbaren Arealen und Fußbodenritzen überleben. Deshalb sollte eine Desinsektion vom Schädlingsbekämpfer durchgeführt werden.

9.2.4 Wanzen

Bettwanzen parasitieren zwar beim Menschen, leben jedoch nicht auf ihm. Sie haben ihr Habitat in Matratzen, in Wand- und Bodenritzen und kommen nachts zur Nahrungsaufnahme zum Schläfer, unabhängig davon, wer gerade in dem Bett schläft. Die Bekämpfung kann auch nur am Wohnort durch den Schädlingsbekämpfer erfolgen.

9.2.5 Zecken

Die Zecke, auch *Holzbock* genannt, ist ein Blutsauger und gehört zu den größten Milben. Ihr Speichel enthält gerinnungshemmende und anästhesierende Substanzen, so dass der Biss meist unbemerkt bleibt. Eine *Mahlzeit* beträgt annähernd 0,4 g Blut. Das natürliche Habitat ist der feuchte Mischwald mit strauchigem Unterholz. Im Frühsommer und Herbst treten Zecken vermehrt auf. Neben dem direkten Befall spielt auch die Übertragung über Zwischenwirte (Katzen, Hunde) eine Rolle. Der Befall kann durch das Tragen abschließender Kleidung in Zeckenbiotopen weitgehend vermieden werden. Zecken übertragen die in Europa kaum auftretenden Rickettsiosen. Häufiger und weltweit verbreitet sind Borreliosen, die mit Antibiotika zu therapieren sind. Gefährlich ist die durch Zeckenbisse übertragene Frühsommer-Meningo-Enzephalitis (FSME), eine Virusinfektion von Gehirn und Hirnhäuten, die unbehandelt zu schweren Lähmungserscheinungen führt. Eine passive Immunisierung ist mit Immunglobulinen möglich. Den besten Schutz bietet die aktive Schutzimpfung für exponierte Personen in Endemiegebieten.

9.2.6 Trichomonaden

Einzeller, die vornehmlich im weiblichen Genitaltrakt und Urethra parasitieren. Eine direkte Übertragung ist möglich. Bei der Behandlung *(Metronidazol®)* müssen immer alle Partner behandelt werden.

9.2.7 Plasmodien

(Malariaerreger) können ausschließlich in Endemiegebieten über den Stich der Malariamücke *(Anopheles)* übertragen werden. Diese Endemiegebiete befinden sich überwiegend in den Tropen und Subtropen. Während des Kriegs wurden Malariaerkrankungen auch in Deutschland beobachtet. In der fränkischen Mythologie sprach man vom *Tod von Forchheim*. Das bezog sich auf die Weiher um die fränkischen Städte und Dörfer, wo sich früher Brutgebiete der Malariamücken befanden und bei warmer Witterung auch das Plasmodium gedieh. Eine medikamentöse Prophylaxe ist hier empfohlen.

9.2.8 Protozoen

Infektionen, die theoretisch unter unhygienischen Bedingungen direkt übertragen werden können. In Heimen für geistig Behinderte kommen sie öfter vor. Bei Immundefizienten (HIV) ist eine Zystenbildung bei Kryptosporidiose möglich. Es existiert zur Zeit keine Therapie.

9.2.9 Würmer

Wurminfektionen werden durch Wurmeier im Stuhl übertragen. Bandwürmer werden durch ungekochte Fleischprodukte übertragen, Madenwürmer oftmals auch auf dem Weg Anus – Finger – Mund, wenn sich befallene Personen am After kratzen. Auch das folgende Szenario ist denkbar: Christiane hat ein Kätzchen. Ein sauberes Tier, das sich den ganzen Tag putzt. Dabei verteilt es die Wurmeier vom After über sein Fell. Wenn Christiane im Fernsehsessel sitzt und dabei die Katze streichelt, greift sie gelegentlich zu der Schüssel mit Knabberzeug. Auf diesem Weg gelangen die Wurmeier in Christianes Körper. Die Infektionskette ist geschlossen und die Würmer haben einen neuen Wirt. Die Therapie erfolgt durch Medikamente *(Vermox®)*.

9.3 Allgemeine Maßnahmen

- Übliche Desinfektionsmaßnahmen sind nur bei *Trichomoniasis* wirksam. Ektoparasiten und deren Eier lassen sich durch Desinfektionsmittel überhaupt nicht abtöten.
- Am erfolgversprechendsten ist die thermische Aufbereitung aller potenziell besiedelten Gegenstände oder das Aushungern der Insekten und Larven.

Ein Parasitenträger ist keine Parasitenschleuder.

Parasitenbefall ist eine Krankheit, keine Schande! Mit einem Parasitenträger darf man nicht anders umgehen als wie mit jedem anderen Menschen. Schließlich kann man eines Tages selbst zu den Befallenen gehören. Auch bleibt der Befall mit Endoparasiten sehr lange unbemerkt, denn es wäre für den Parasiten nicht gut, seinem Wirt zu schaden. Stirbt der Wirt, so stirbt auch der Parasit.

10 Verhaltensmaßnahmen beim Umgang mit Patienten bei infektiösen Erkrankungen und/oder Ungezieferbefall

10 Verhaltensmaßnahmen beim Umgang mit Patienten bei infektiösen Erkrankungen und/oder Ungezieferbefall

Die in der folgenden Tabelle aufgezeigten Verhaltensmaßnahmen sollen eine Unterstützung für den adäquaten Umgang mit Patienten sein, die an einer infektiösen Erkrankung leiden. Die Maßnahmen wurden in Anlehnung an die *CDC Guidelines for Isolation Precautions in Hospitals* der US-amerikanischen Gesundheitsbehörden unter Berücksichtigung der Vorgaben des IfSG (Infektionsschutzgesetz) von *Brigitte Finsterer* erstellt, Hygienefachkraft beim ASB Nürnberg. Die tabellarische Form wurde zur schnellen Orientierung über empfohlene Maßnahmen gewählt. Die Tabelle enthält nur Erkrankungen, die in unserer Umgebung vorkommen können. Absichtlich wurden extrem seltene, exotische Erkrankungen weggelassen, um die Tabelle nicht unnötig auszudehnen.

10.1 Erklärungen der Spalten

Erkrankung (Erreger)
Beinhaltet in alphabetischer Reihenfolge die Krankheiten oder deren Erreger.

Maßnahmen
Zeigt Schutzmaßnahmen für die Mitarbeiter auf, unterteilt in

- Schutzkleidung oder Kleidungswechsel,
- Handschuhe,
- Mundschutz (nicht immer notwendig).

Abhängig vom Stadium der Erkrankung, vom infektiösen Material und Übertragungsweg reichen häufig Schutzkleidung, Handschuhe oder Mundschutz aus, wenn mit einer Kontamination durch infektiöses Material zu rechnen ist.

Infektiöses Material
Material, das Erreger in relevanter Menge enthält. Dieser Hinweis sollte für Schutzmaßnahmen und zur Wäsche- und Abfallentsorgung benutzt werden.

Inkubationszeit
Die Zeit von der Infektion bis zum Krankheitsausbruch. Eine Infektionsgefahr kann jedoch schon während dieser Zeit bestehen.

Wäsche
Die Wäsche eines infektiösen Patienten (zum Beispiel Bettwäsche, Patientenkleidung, Tragenabdeckung, Schutzkleidung) muss nicht in jedem Fall als infektiös eingestuft werden. Die überwiegende Zahl der in der Tabelle genannten Erkrankungen bedarf keiner besonderen Wäscheentsorgung.

Abfall
Normaler Müll: keine besonderen Maßnahmen nötig. Es ist darauf zu achten, dass scharfe und verletzungsgefährliche Abfälle in durchstichsicheren Behältnissen entsorgt werden.

C-Müll: Abfall, der beim Sammeln, Transportieren, Lagern sowie beim Beseitigen besondere Maßnahmen zur Verhütung von Infektionen erfordert.

Desinfektion
Scheuer-Wisch-Desinfektion: Gezielte mechanische Desinfektion von Oberflächen und Gegenständen.

Meldepflicht
Infektion, die bereits bei Verdacht, Erkrankung und daraus resultierendem Tod an das zuständige Gesundheitsamt gemäß IfSG gemeldet werden muss, bzw. bei Nachweis von bestimmten Erregern durch alle Personen, die davon Kenntnis haben.

Erkrankung Erreger	**Maßnahmen**			**Infektiöses Material**	
	Schutzkleidung oder Kleidungswechsel	**Handschuhe**	**Mund-schutz**		
AIDS **HIV**	bei Kontaminationsgefahr	ja, bei Kontakt mit infektiösem Material	nein	Blut und Körperflüssigkeiten	
Cholera*	bei Kontaminationsgefahr	ja, bei Kontakt mit infektiösem Material	nein	Stuhl, Urin, Erbrochenes	
Conjunktivitis epidemica*	bei Kontaminationsgefahr	ja, bei Kontakt mit infektiösem Material	nein	eitriges Augensekret, Tränenflüssigkeit	
Diphtherie Rachenform*	bei Kontaminationsgefahr	ja, bei Kontakt mit infektiösem Material	ja ✖	respiratorische Sekrete	
Enzephalitis · viral	bei Kontaminationsgefahr	ja, bei Kontaktmit infektiösem Material	nein	Stuhl	
· Haemophilus*			ja ✖	respiratorische Sekrete, Liquor	
Flöhe*	ja	ja	nein		
· Hautform*			nein	Wundsekret	

	Inkubationszeit	Wäsche	Abfall	Desinfektion	Melde-pflicht
	2 – 6 Jahre und länger	normal	normal ❖	bei Kontamination	nein
	wenige Stunden bis 5 Tage	infektiös	C-Müll	Scheuer-Wisch-Desinfektion	ja
	wenige Stunden bis 10 Tage	normal	normal	Scheuer-Wisch-Desinfektion	nein
	2 – 6 Tage	infektiös	C-Müll	Scheuer-Wisch-Desinfektion	ja
	7 – 10 Tage	infektiös	C-Müll	Scheuer-Wisch-Desinfektion	nein
	7 – 10 Tage	normal	normal	Scheuer-Wisch-Desinfektion	ja
		normal	normal	Desinfektion	nein
	bis 4 Tage	normal	normal	Desinfektion	nein

Erkrankung Erreger	Maßnahmen			Infektiöses Material
	Schutzkleidung oder Kleidungswechsel	Handschuhe	Mundschutz	
Gastroenteritis · Salmonellen · Campylobacter · Clostridium difficile	bei Kontaminationsgefahr	ja, bei Kontakt mit infektiösem Material	nein	Stuhl, Urin, Erbrochenes
· Rotaviren	ja	ja	ja ✖	Stuhl
· Adenoviren				Stuhl, respiratorische Sekrete
Hepatitis A, E	bei Kontaminationsgefahr	ja, bei Kontakt mit infektiösem Material	nein	Stuhl
Hepatitis B, C, D, F	bei Kontaminationsgefahr	ja, bei Kontakt mit infektiösem Material	nein	Blut, Sekrete
Impetigo (Eiterflechte)	bei Kontaminationsgefahr	ja, bei Kontakt mit infektiösem Material	nein	oberflächliche Hautverletzungen
Influenza* (Virusgrippe)	ja	ja	ja	respiratorische Sekrete

	Inkubationszeit	Wäsche	Abfall	Desinfektion	Meldepflicht
	3 Stunden – 3 Tage	normal	normal	Scheuer-Wisch-Desinfektion	ja
	6 - 10 Tage	normal	normal	Scheuer-Wisch-Desinfektion	ja
					Nur bei Nachw. I. Konjungtivalabstrich
	3 Wochen	normal	normal	Scheuer-Wisch-Desinfektion	ja
	bis 3 Wochen	normal	normal ❖	Scheuer-Wisch-Desinfektion	ja
	1 – 3 Tage	normal	normal	Scheuer-Wisch-Desinfektion	nein
	Stunden bis Tage	normal	normal	Scheuer-Wisch-Desinfektion	ja

Erkrankung Erreger	Maßnahmen Schutzkleidung oder Kleidungswechsel	 Handschuhe	 Mundschutz	Infektiöses Material
Keuchhusten	nein	nein	ja	respiratorische Sekrete
Krätze (Scabies)	nein	ja	nein	erkrankte Haut
Läusebefall	ja	ja	nein	befallenes Areal
Masern	nein	nein	ja ✖	respiratorische Sekrete
Meningitis Mengingokokken*	ja	ja	ja ✖	respiratorische Sekrete, Liquor
· Pneumokokken*			ja ✖	
MRSA ev.*	bei Kontaminationsgefahr	ja**	ja ✖	abhängig vom befallenen Gebiet
Pfeiffer'sches Drüsenfieber	bei Kontaminationsgefahr	ja, bei Kontakt mit infektiösem Material	bei engem Kontakt	respiratorische Sekrete, Tränenflüssigkeit
Röteln*	bei Kontaminationsgefahr	ja, bei Kontakt mit infektiösem Material	ja ✖	respiratorische Sekrete, Urin
Mumps *	nein	nein	ja ✖	respiratorische Sekrete

	Inkubationszeit	Wäsche	Abfall	Desinfektion	Meldepflicht
	7 – 14 Tage	normal	normal	Scheuer-Wisch-Desinfektion	ja
		normal	normal		nein
		normal	normal		nein
	10 – 14 Tage	normal	normal	Scheuer-Wisch-Desinfektion	ja
	2 – 7 Tage	normal	normal	Scheuer-Wisch-Desinfektion	ja ■
		normal	normal	Scheuer-Wisch-Desinfektion	nur bei gehäuftem Auftreten
	8 – 21 Tage	normal	normal	Scheuer-Wisch-Desinfektion	nein
	12 – 21 Tage	normal	normal	Scheuer-Wisch-Desinfektion	nein
	14 – 21 Tage	normal	normal	Scheuer-Wisch-Desinfektion	nein

Erkrankung Erreger	Maßnahmen Schutzkleidung oder Kleidungswechsel	 Handschuhe	 Mundschutz	Infektiöses Material	
Scharlach	bei Kontaminationsgefahr	ja, bei Kontakt mit infektiösem Material	ja ✖	respiratorische Sekrete	
Tuberkulose*	bei Kontaminationsgefahr	ja**	ja ✚	respiratorische Sekrete	
Varizellen · Windpocken*	ja	ja**	ja ✖	respiratorische Sekrete, Wundsekret	
· Zoster	bei Kontaminationsgefahr	ja, bei Kontakt mit infektiösem Material	nein	Wundsekret	

✚ = Beim Umgang mit Patienten mit offener Atemwegstuberkulose sollte ein spezieller Mundschutz (EN 149 Filterklasse FFP 2) verwendet werden. In diesem besonderen Fall müssen Patient und betreuendes Personal einen Mundschutz tragen.

■ = Sofortige Antibiotikaprophylaxe durch Betriebs- oder Hausarzt für alle Kontaktpersonen.
Zusatz für stationäre Einrichtungen:
* = Einzelzimmer oder Kohortisolierung.
** = bei Betreten des Patientenzimmers.

Bei Rückfragen wenden Sie sich bitte an den für die Hygiene verantwortlichen Mitarbeiter des Gesundheitsamtes.

✣ = Flüssige Blutabfälle (z. B. blutgefüllte Spritzen, Drainagen, tropfendes ,blutiges Verbandmaterial) sind als C-Müll zu entsorgen.

✖ = Beim Patiententransport sollte der Patient den Mundschutz tragen, um die Keimverbreitung möglichst gering zu halten.
Zusatz für stationäre Einrichtungen:
* = Einzelzimmer oder Kohortisolierung.
** = bei Betreten des Patientenzimmers.

	Inkubationszeit	Wäsche	Abfall	Desinfektion	Meldepflicht
	2 – 8 Tage	normal	normal	Scheuer-Wisch-Desinfektion	nein
	Wochen bis Monate	infektiös	C-Müll	Scheuer-Wisch-Desinfektion	ja
	14 – 21 Tage 2 –3 Wochen	infektiös	C-Müll	Scheuer-Wisch-Desinfektion	nein

11 Selbstschutz

11 Selbstschutz

Beschäftigte im Gesundheitswesen sind mehr als alle anderen den Gefahren einer Infektion ausgesetzt. Impfungen können dazu beitragen, die Infektionsgefahr einiger Krankheiten zu minimieren. Eine Impfung war in den 1950er Jahren durch Bedrohungen wie zum Beispiel Poliomyelitis eine Selbstverständlichkeit. In den Ostblockländern existierte ein hervorragendes öffentliches Gesundheitswesen. In Kindergärten und Schulen wurde kurzerhand gegen die wichtigsten Infektionskrankheiten geimpft. In der BRD gab es als einzige gesetzlich vorgeschriebene Impfung die Pockenschutzerstimpfung. Mit dem Verschwinden dieser Krankheit wurde auch diese Impfpflicht abgeschafft. Heute ist jede Impfung freiwillig. Es gibt lediglich die Empfehlungen der Ständigen Impfkommission (STIKO) des Robert Koch-Instituts. Die freiwillige Impfung hat dazu geführt, dass viele Menschen die Notwendigkeit der Schutzimpfungen nicht mehr erkennen und – aus welchen Gründen auch immer – vernachlässigen oder sogar kategorisch ablehnen. Unverständlicherweise gehören zu diesen Menschen auch Hebammen und sogar Kinderärzte! Das Resultat ist die Ausbreitung von Infektionskrankheiten, die man bereits überwunden zu haben glaubte.

Passive und aktive Impfungen

Bei der passiven Impfung erhält der Impfling die Antikörper, die eine Person oder ein Tier produziert hat, das diese Infektion überstanden und jetzt genau diesen Antikörper im Blut hat. Aus Gründen der besseren Verträglichkeit werden heute viele der passiven Impfstoffe gentechnisch produziert.

Bei einer aktiven Impfung ist der Organismus gefordert, aktiv tätig zu werden: Jeder Organismus bildet bei einer Infektion oder Impfung Abwehrstoffe, so genannte Antikörper. Die Bildung dieser Antikörper wird durch die Antigene des Erregers ausgelöst. Die Antikörper sind sehr spezifisch und wirken nur gegen dieses eine Antigen des spezifischen Erregers. Daher kann es immer nur eine Impfung gegen eine Infektion geben, manchmal sogar nur gegen einen speziellen Erreger dieser Infektion. Bestes Beispiel dafür ist das Influenzavirus, das immer wieder mutiert, so dass immer wieder aufs Neue ein modifizierter Impfstoff produziert werden muss.

Bei der passiven Impfung wird aus dem Blut geimpfter Personen oder derer, die diese Krankheit bereits einmal erfolgreich überstanden haben, der Antikörper isoliert. Daraus wird dann der Impfstoff gewonnen. Ein Beispiel dafür ist das Anti-Tetanus-Immunglobulin *Tetagam®*, das bei einer Verletzung die Personen erhalten, die keinen ausreichenden Impfschutz besitzen.

Nichterkrankte Personen, die einen Impfschutz wünschen oder benötigen, erhalten abgeschwächte oder abgetötete Erreger oder auch deren Stoffwechselprodukte. Hier handelt es sich um Proteine des Erregers oder um Hüllenbestandteile. Bei Tetanus zum Beispiel heißt ein Impfstoff zur aktiven Impfung *Tetanol®*. Der Körper bildet aktiv Antikörper, die vor der Infektion schützen. Diese Antigengabe kann einmalig oder in manchen Fällen mehrfach erforderlich sein, bis sich ein entsprechender Impfschutz aufbaut.

Bei einer impfpräventablen Infektion ohne ausreichenden Impfschutz werden beide Impfungen gleichzeitig durchgeführt, um einen vorübergehenden Immunschutz zu erhalten, bis der durch die Impfung aufgebaute Schutz ausreicht. In diesem Fall spricht man von einer Simultanimpfung.

Auf jede Impfung reagiert der Körper mit einer allgemeinen Symptomatik. Kopf- oder Gliederschmerzen, Temperaturanstieg oder Abgeschlagenheit sind völlig normale Erscheinungen. Schließlich muss sich der Organismus mit einer Infektion auseinandersetzen. Echte Impfkomplikationen sind sehr selten geworden, seit die Impfstoffe überwiegend gentechnisch hergestellt werden und damit eine Reinheit besitzen, die vor 20 Jahren nicht erreicht werden konnte. Jede Impfkomplikation ist jedoch sofort dem Paul-Ehrlich-Institut zu melden. Das Institut hat die Pflicht, den betreffenden Impfstoff zu prüfen und gegebenenfalls vom Markt zu nehmen. Das kann innerhalb eines Tages geschehen.

11.1 Impfungen und Sofortmaßnahmen für Personen in Gesundheitsberufen

Hepatitis A

Kann nur über den fäkal-oralen Weg übertragen werden und gehört damit nicht zu den im Sinne des Arbeitsschutzes empfohlenen Impfungen. Sie ist eine *Reiseimpfung*. Infektionen erfolgen häufig durch den Verzehr von infizierten Meerestieren aus dem Mittelmeerraum.

Hepatitis B
Virusinfektion mit hoher Übertragungswahrscheinlichkeit. Sie wird durch Blutkontakt und über die Schleimhäute (sexuell) übertragen. Bei Stichverletzungen mit kontaminiertem Instrumentarium liegt die Infektionsrate bei über 30 %. Die Immunisierung erfolgt nach Titerkontrolle durch dreimalige Impfung mit nachfolgender Erfolgskontrolle. Hier handelt es sich um eine Impfung im Sinne des Arbeitsschutzes, die vom Arbeitgeber zu finanzieren ist.

Hepatitis C
Noch keine Impfmöglichkeit. Diese Krankheit wird wie Hepatitis B durch Blut- oder Serumkontakt übertragen. Die Übertragungswahrscheinlichkeit liegt bei einer Stichverletzung bei über 3 %. Bei einer Hepatitis C kommt es verstärkt zu chronischen und aggressiven Verläufen mit einer anschließenden Leberzirrhose.

HIV
Noch keine Impfmöglichkeit. Die Übertragung erfolgt ebenfalls durch Blut, Serum und Genitalsekret. Die Übertragungswahrscheinlichkeit bei Stichverletzungen liegt bei unter 0,3 %. Hier bietet nur die Expositions- und Postexpositionsprophylaxe (PEP) Schutz.

Röteln
Gelten als harmlose Kinderkrankheit. Erkranken jedoch Schwangere, kann noch vor der Geburt mit ernsten Komplikationen beim Kind gerechnet werden. Daher sollten Frauen die Immunität von der ersten sexuellen Aktivität bis zur Menopause aufrecht erhalten. Eine überwundene Erkrankung stellt nicht immer einen sicheren Schutz dar. Der Impfstoff wird als Kombination Masern-Mumps-Röteln angeboten. Nach einer Impfung sollte eine Schwangerschaft für drei Monate verhütet werden.

Poliomyelitis

Wird immer noch fälschlicherweise als Kinderlähmung bezeichnet. Bis in die 1960er Jahre hatte dies seine Berechtigung. Heute sind es eher Erwachsene, die durch ungenügende Impfungen erkranken. Die Krankheit galt als bereits ausgerottet, was zu einer Impfmüdigkeit führte. Inzwischen ist sie, wie viele andere Infektionskrankheiten auch, wieder auf dem Vormarsch. Daher wird derzeit für Kinder wieder die Injektionsimpfung empfohlen.

Kaum jemand von uns hat die *Eiserne Lunge* noch in Betrieb gesehen. Es handelte sich um das einzige für Langzeitbeatmung geeignete Gerät im mittleren 20. Jahrhundert. Die Kinder, denn um diese handelte es sich zumeist, lagen in der Tonne. Nur der Kopf befand sich außerhalb auf der Ablage. Durch wechselnde Druckverhältnisse innerhalb der Kammer erfolgte die Ein- und Ausatmung. Sofern eine pflegerische Verrichtung nötig war, musste die Kammer geöffnet werden. Für diese Zeit war dann keine Beatmung möglich. Unter Beachtung der Tatsache, dass diese Beatmung oft monatelang dauerte und die Kinder diese bei vollem Bewusstsein erdulden mussten, wird klar, welche Er-

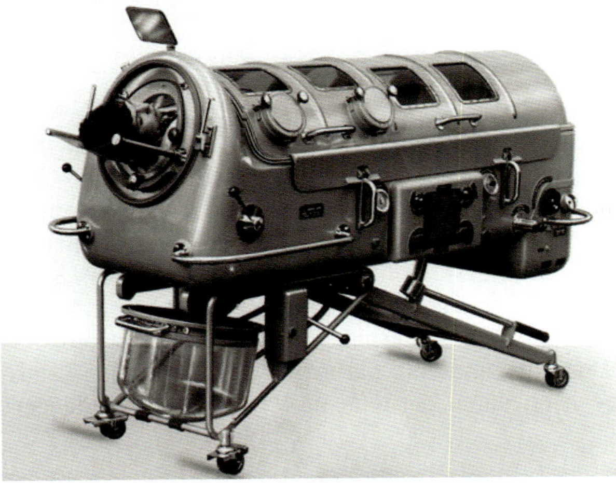

Eiserne Lunge (Foto: Draeger Medical AG)

leichterung die Eltern verspürten, als die erste Polio-Schutzimpfung durch Jonas Salk entwickelt wurde!

FSME (Frühsommer-Meningo-Enzephalitis)
Durch Zecken übertragbare Infektion in so genannten Endemiegebieten. Beim Aufenthalt in diesen Gebieten ist eine Impfung zu empfehlen. Jeder Zeckenstich birgt aber auch die Gefahr einer Infektion mit anderen Krankheiten, zum Beispiel Borreliose. Die Tiere stechen ihren Saugrüssel in die Haut ihres Wirts. Nur dieser Rüssel, nicht der Kopf, befindet sich in der Haut. Der Saugvorgang kann mehrere Stunden dauern. Je länger der Saugvorgang andauert, desto höher ist das Infektionsrisiko. Vor dem Versuch, das Tier durch Salben oder Klebstoff zu ersticken, kann nur gewarnt werden. Die Handhabung der speziellen Zeckenzange oder die Entfernung mittels einer Pinzette erfordert Übung. Es muss vor allen Dingen vermieden werden, das Tier dabei zu quetschen und dadurch den virenhaltigen Speichel und Mageninhalt in den Wirt zu drücken. Die sicherste Methode ist es, unmittelbar an der Hautoberfläche mit einem Skalpell oder einem scharfen Messer den Saugrüssel durchzuschneiden. Zwar bleibt ein mikroskopisch kleiner Teil des Rüssels zunächst in der Haut. Dieser löst jedoch in den seltensten Fällen eine Infektion aus und fällt nach wenigen Stunden einfach ab.

Influenza
Echte Virusgrippe, die glücklicherweise nicht allzu häufig ist. Sie stellt aber für immungeschwächte Personen, kleine Kinder und ältere Menschen durchaus eine Gefahr dar. Weltweite Epidemien (Pandemien) haben in der Vergangenheit mehr Todesfälle verursacht als Kriege. Gefährdeten Personen ist eine Impfung dringend zu empfehlen. Sie ist jährlich zu wiederholen, da der Erreger immer wieder mutiert. Viele Menschen glauben, an Grippe erkrankt zu sein und vermuten deswegen ein Versagen der Impfung. Sie haben jedoch nur eine banale Erkältung. Diese kann durch die Influenzaimpfung nicht verhindert werden.

Tollwut
Im Allgemeinen keine prophylaktische Impfung, Verabreichung nur bei besonders exponierten Personen. Bei einer Verletzung erfolgt eine passive Immunisierung. Inzwischen ist auch die Tollwutexposition (Berührung eines verendeten Tieres) meldepflichtig.

Tuberkulose
Gehört inzwischen nicht mehr zu den empfohlenen Impfungen. Sie ist nur noch für medizinisches Fachpersonal indiziert, das regelmäßig Kontakt mit multiresistenten Tuberkuloseerregern hat.

Diphtherie
War in den letzten 40 Jahren in Europa nahezu unbekannt. Durch die Grenzöffnungen und den dadurch entstandenen Verkehr ist diese Krankheit wieder auf dem Vormarsch. Die Infektion ist sehr leicht über Aerosole möglich. Es ist ein großes Problem, dass Ärzte in Mitteleuropa kaum Erfahrung mit der Erkrankung besitzen und Frühsymptome nicht erkennen. Treten die ersten typischen Symptome auf, so ist meistens bereits eine Intensivtherapie erforderlich. Eine Impfung, die auch in Kombination mit Tetanus angeboten wird, ist dringend zu empfehlen.

Tetanus
(Wundstarrkrampf). Häufige Erkrankung, die jedoch durch die Impfung sicher zu verhindern ist. Eine Impfung ist ausdrücklich zu empfehlen.

Fernreisende sollten sich rechtzeitig vor Reiseantritt über geforderte und empfohlene Impfungen informieren. Das halbjährlich aktualisierte CRM-Handbuch (CRM = Centrum für Reisemedizin) gibt erschöpfende Auskunft, auch im Internet unter www.crm.de.

Kontraindikationen bei Impfungen gibt es nur wenige. Im Einzelfall sollte der Impfarzt auf die folgenden Faktoren hingewiesen werden:

- aktive Infekte, insbesondere bei Neu- und Frühgeborenen,
- Immunschwächen,
- Zyto- oder Virostasetherapie,

- reduzierter Allgemein- und Ernährungszustand,
- Schwangerschaft.

Grundsätzlich gilt bei allen Impfungen:

- Impfschutz besteht meist für zehn Jahre, danach muss eine Auffrischimpfung erfolgen. Erneute Grundimmunisierung ist nicht erforderlich, eine Auffrischung genügt.
- Jede Impfung muss dokumentiert sein. Auf die Aussagen des Geimpften ist kein Verlass.

Eine Form der passiven Prophylaxe ist die Postexpositionsprophylaxe (siehe Kapitel 12). Sie erfolgt bei Verletzungen mit potenziell kontaminiertem Material bei Hepatitis B, C oder HIV. Besteht kein Impfschutz, werden den Hepatitiden die spezifischen Antikörper gegeben, bei HIV die geeigneten Virostatika. Diese Prophylaxe ist aber nur dann erfolgreich, wenn sie innerhalb weniger Stunden nach Infektionskontakt erfolgt. Deswegen ist inzwischen auch ein Schnelltest im Handel, der aus dem Serum des Kontaktpatienten das Infektionsrisiko bestimmt.

Sich nicht zu infizieren ist besser als eine Impfung oder PEP! Deswegen unbedingt Handschuhe tragen!

12 Der effiziente Schutz vor Infektionen

12 Der effiziente Schutz vor Infektionen

Jetzt kommt PEP in die Sache!

Auf welche Art und Weise Infektionen bekämpft oder verhütet werden, ist bereits bekannt. Der Kontakt mit erkrankten und ansteckenden Patienten ist jedoch unvermeidlich. Bei einigen Infektionskrankheiten ist es auch nach erfolgter Exposition noch möglich, durch nachträgliche aktive oder passive Impfung, durch entsprechende Antibiotikagabe, durch Transfusion von Immunglobulin oder durch eine Infusion von Interferonen den Ausbruch der Krankheit zu verhindern. Diese Postexpositionsprophylaxe (PEP) ist umso wirksamer, je früher sie nach der Exposition erfolgt.

Die Maßnahmen sind von der Art des Erregers, der Infektiosität, der Kontagiosität, dem Krankheitsverlauf und den vorhandenen Therapiemöglichkeiten abhängig. Jede Infektionskrankheit besitzt eine eigene Postexpositionsprophylaxe, sofern es für diese Erkrankung eine gibt.

Die Ständige Impfkommission (STIKO) des Robert Koch-Instituts hat hierzu Empfehlungen herausgegeben. Bei Personen im medizinischen Tätigkeitsbereich nehmen mögliche Hepatitis- und/oder HIV-Infektionen durch penetrierende Verletzungen und durch Kontakt mit infektiösen Körperflüssigkeiten sicher den größten Stellenwert ein. Aber auch im Rahmen anderer Maßnahmen tauchen Fragen hinsichtlich möglicher Übertragungen und Vorgehensweisen bzw. einer möglichen oder notwendigen prophylaktischen Intervention auf.

Auch der Kontakt mit bereits erkrankten Personen erfordert unter Umständen ein spezielles Vorgehen, um eine weitere Ausbreitung der Krankheit zu verhindern.

Für die meisten der nachfolgend besprochenen Infektionen stellt ein ausreichender Impfschutz die erfolgversprechendste Prophylaxe dar.

12.1 PEP bei Infektionen

Hepatitis A

Bei Ausbruch in Einrichtungen wie Schulen, Wohngemeinschaften oder Unterkünften werden so genannte Riegelungsimpfungen angeboten. Das Virus kann nur kurzzeitig zu Beginn der Infektion im Blut und während der ganzen Dauer der Erkrankung im Stuhl nachgewiesen werden. Bei Kontakt mit Erkrankten, besonders mit deren Ausscheidungen, werden zwei Dosen eines HAV-wirksamen Impfstoffs nach dem jeweiligen Plan für diesen Impfstoff verabreicht. Besonders gefährdet sind Personen mit Immunschwäche und solche, die nachgewiesenen Kontakt mit dem Stuhl der Indexperson hatten. Bei diesen Exponierten kommt zeitgleich mit der ersten Impfung auch eine Gabe von Immunglobulinen in Frage. Diese sollte spätestens bis zwei Wochen nach der Exposition erfolgen.

Hepatitis B

Die Konzentration des Erregers entscheidet über die Übertragungswahrscheinlichkeit und bestimmt die Wirksamkeit der Prophylase nach der Exposition. Die arbeitsmedizinische Fakultät der Universität Freiburg hat zum Beispiel eine Übertragungswahrscheinlichkeit von 30 % bei Kanülenstichen festgestellt.

Für geimpfte Personen sind nach Exposition keine weiteren Maßnahmen erforderlich, wenn

- der Anti-HBs-Titer nach Abschluss der Grundimmunisierung über 100 IE/l betrug und die letzte Impfung nicht länger als fünf Jahre zurückliegt,
- innerhalb des letzten Jahres ein Anti-HBs-Titer von über 100 IE/l nachgewiesen wurde, unabhängig vom Zeitpunkt der letzten Impfung.

Eine sofortige Gabe einer HBV-Impfdosis wird empfohlen, wenn der Anti-HBs-Titer nach der Grundimmunisierung unter 100IE/l war und die letzte Impfung fünf bis zehn Jahre zurückliegt.

Es besteht keine Infektionsgefahr, wenn die Indexperson bei der aktuellen Bestimmung des HBs-Antigens negativ ist. Bei nichtgeimpften Personen oder zu niedrigem Anti-HBs-Titer sollte jedoch zur Vermeidung zukünftiger ähnlicher Zwischenfälle eine Grundimmunisierung oder Auffrischimpfung erfolgen.

Ist die Indexperson Anti-HBs positiv oder besteht ein unbekannter Status, richtet sich das weitere Vorgehen nach dem aktuellen Anti-HBs-Titer des Exponierten. Eine sofortige Bestimmung des Anti-HBs-Titers sollte also immer erfolgen, wenn der Exponierte

- nicht bzw. nicht vollständig geimpft wurde oder
- ein *Low-Responder* ist, das heißt der Anti-HBs-Titer nach Grundimmunisierung unter 100IE/l liegt,
- der Impferfolg nicht kontrolliert wurde,
- die Impfung länger als zehn Jahre zurückliegt.

Eine simultane Gabe von HB-Impfstoff (1 ml intradeltoidal) und HB-Immunglobulin (5 ml intragluteal) sollte erfolgen bei

- bekannten Non-Respondern (keine messbare Anti-HBs-Konzentration nach mindestens sechs vorausgegangenen Impfungen),
- einem Anti-HBs-Titer unter 10 IE/l beziehungsweise wenn der Anti-HBs-Titer nicht innerhalb von 48 Stunden bestimmt werden kann.
- Bei einem Anti-HBs-Titer zwischen 10 bis 100 IE/l ist lediglich die Gabe von HB-Impfstoff erforderlich.

Hepatitis C

Eine Postexpositionsprophylaxe gibt es bis jetzt noch nicht. Generell ist die Übertragungswahrscheinlichkeit deutlich geringer als bei Hepatitis B, jedoch ist ein chronischer Verlauf häufig (bis 80 %), so dass eine frühe Diagnosestellung wichtig ist. Nach entsprechender Exposition sollte deshalb über drei Monate in regelmäßigen Abständen die HCV-RNA im Serum bestimmt werden. Nur so kann eine Interferon-Therapie frühzeitig begonnen werden, die bis zu 100 % einen chronischen Krankheitsverlauf verhindern kann.

HIV und AIDS

Die HIV-Infektion wurde noch vor wenigen Jahren eher moralisierend thematisiert. Gerade die Boulevardpresse nützte die Angst der Bevölkerung vor der Strafe für homosexuelle Praktiken oder Drogenmissbrauch weidlich aus! Heute ist bekannt, dass es sich hier um eine schwer therapierbare Infektion und nicht um eine Strafe Gottes handelt, die nur Homosexuelle und Drogenabhängige befällt. Gerade im medizinischen Beruf sollte man sich davor hüten, medizinische Themen unter moralischen Gesichtspunkten zu betrachten. Homosexualität ist als Normvariante, Sucht oder Abhängigkeit sind als psychische Erkrankung zu verstehen.

Die Wahrscheinlichkeit einer HIV-Übertragung hängt entscheidend von der Erregermenge ab und liegt zwischen 1 Infektion/100 Kontakte und 1 Infektion/1000 Kontakte. Generell ist das HI-Virus sehr fragil und zerfällt bei Austrocknung oder an der Luft schnell. Eine verlässliche Zerfallskurve kann aber nicht angegeben werden, da der Zerfall von mehreren Faktoren wie Anwesenheit von Zellen, Feuchtigkeit, Temperatur und anderen Werten abhängig ist.

Nach einer möglichen HIV-Exposition am Arbeitsplatz durch Stich- oder Schnittverletzungen sollte unverzüglich der Blutfluss gefördert werden (länger als 1 Minute) bzw. bei Kontamination von nichtintakten Hautarealen sowie Auge oder Mundhöhle eine intensive Spülung (Wasser, Alkohol, Kochsalzlösung) erfolgen, gefolgt von einer antiseptischen Behandlung. Eine systemische medikamentöse PEP sollte bei Bedarf so schnell wie möglich nach dem Expositionsereignis begonnen werden. Bei beruflicher Exposition ist eine D-Arzt-Dokumentation erforderlich. Außerdem ist eine Blutentnahme für den HIV-Antikörpertest nötig.

Eine medikamentöse PEP ist bei bekanntem positiven HIV-Status der Indexperson beziehungsweise bei hoher Wahrscheinlichkeit einer HIV-Infektion zu empfehlen bei

- perkutanen Verletzungen mit Injektionsnadeln oder anderen Hohlinstrumenten,
- tiefen Verletzungen mit sichtbarem Blut,
- Nadelstichverletzungen nach intravenöser Injektion.

Bei oberflächlichen Verletzungen ist eine PEP nur zu empfehlen, wenn der Indexpatient definitiv an AIDS erkrankt ist oder eine hohe HI-Viruskonzentration aufweist. Ansonsten sollte dem Exponierten bei oberflächlichen Verletzungen sowie von Kontakt mit Schleimhäuten oder nicht intakter Haut mit Flüssigkeiten mit hoher Viruskonzentration eine PEP angeboten werden.

Nicht zu empfehlen ist eine PEP bei beruflicher Exposition bei

- perkutanem Kontakt mit anderen Körperflüssigkeiten als Blut und Sperma (zum Beispiel Urin oder Speichel),
- Kontakt von intakter Haut mit Blut, auch bei hoher Viruskonzentration,
- Haut- oder Schleimhautkontakt mit anderen Körperflüssigkeiten als Blut (zum Beispiel Urin, Speichel).

Zurückhaltend hinsichtlich einer medikamentösen PEP sollte verfahren werden bei unbekanntem HIV-Serostatus der Indexperson oder wenn die klinische Diagnose einer HIV-Infektion eher unwahrscheinlich ist. Gerade bei unklarem Infektionsrisiko sowie auch zur Abwägung des Nutzen-Risiko-Verhältnisses empfiehlt es sich, einen in der HIV-Therapie erfahrenen Arzt hinzuzuziehen.

Bei nicht berufsbedingter HIV-Exposition gelten folgende Richtlinien. Eine PEP sollte generell erfolgen bei

- einer Transfusion von HIV-haltigen Blutprodukten,
- ungeschütztem vaginalen oder analen Geschlechtsverkehr (zum Beispiel bei gerissenem Kondom) mit einer HIV-infizierten Person,
- dem Gebrauch von HIV-kontaminiertem Injektionsbesteck.

Bei ungeschütztem oralen Geschlechtsverkehr mit der Aufnahme von Sperma des HIV-infizierten Partners in den Mund sollte der exponierten Person eine PEP angeboten werden.

Küssen und andere Sexualpraktiken ohne Sperma-/Blut-/Schleimhautkontakte oder Blut-zu-Blut-Kontakte sowie Verletzungen durch herumliegendes, nicht ordnungsgemäß entsorgtes, gebrauchtes Spritzenbesteck zur Injektion von Drogen oder Medikamenten (zum Beispiel Insulin) erfordern in der Regel keine medikamentöse PEP.

Falls der HIV-Status der potenziellen Infektionsquelle unbekannt ist beziehungsweise sich nicht klären lässt, sollte eine medikamentöse PEP bei einem übertragungsrelevanten Kontakt nur dann erfolgen, wenn die Personengruppe der Indexperson eine HIV-Prävalenz von mindestens 10 – 20 % aufweist.

Ein Abbruch der PEP ist zu jedem Zeitpunkt möglich, wenn die genaue Aufklärung der Umstände beziehungsweise das Vorliegen des entsprechenden HIV-Serostatus der Indexperson ein Fortführen der Prophylaxe als nicht erforderlich erscheinen lassen.

Ansonsten sollte die Arzneimittelgabe insgesamt 28 Tage lang beibehalten werden. Wird die Indexperson selbst antiretroviral behandelt, sollten bekannte Resistenzen bei der Auswahl der zur PEP verwendeten Medikamente berücksichtigt werden.

Folgende Medikamentenkombinationen werden aktuell empfohlen:

- Zidovudin + Lamivudin (Retrovir® 2 x 250 mg + Epivir® 2 x 150 mg oder 1 x 300 mg bzw. Combivir® 2 x 300/250 mg),
- Nelfinavir (Viracept® 2 x 1250 mg) oder Indinavir (Crixivian® 3 x 800 mg) oder Lopinavir/Ritonavir (Kaletra® 2 x 400/100 mg) oder Efavirent (Sustiva® 1 x 600 mg).

Kurzbeschreibungen der Medikamente sind auf der Internetseite www.zct-berlin.de/neueinfuehrungen abrufbar.

Ein in der HIV-Therapie erfahrener Arzt sollte immer hinzugezogen werden,

- wenn eine exponierte Person schwanger ist,
- der Zeitpunkt der Exposition mehr als 24 Stunden zurückliegt,
- bei langer retroviraler Therapie der Indexperson,
- bei bekannten Resistenzen,
- bei erheblichen Nebenwirkungen der antiretroviralen Therapie.

Diphtherie

Diese Krankheit, in der romantischen Literatur als *Würgengel der Kinder* bezeichnet, war seit etwa 40 Jahren in Mitteleuropa so gut wie ausgerottet. Ein rechtzeitiges Erkennen durch die hiesigen Ärzte ist deswegen äußerst schwierig. Noch in den 20er und 30er Jahren des vorigen Jahrhunderts war diese Infektion jedoch auch in Westeuropa durchaus verbreitet. Heute werden wieder Neuinfektionen registriert, die aus den Ländern Osteuropas oder der ehemaligen Sowjetunion eingeschleppt wurden. Da die Infektion auch aerogen übertragbar ist, muss an das Impfbewusstsein der Bevölkerung, besonders an das der Eltern, wieder stärker appelliert werden. Auch Hebammen und Geburtshelfer sind hierbei nicht ausgeschlossen.

Hier gewinnt die PEP an Bedeutung. Für enge Kontaktpersonen (face-to-face-Kontakt) wird eine Auffrischimpfung ab fünf Jahre nach der letzten Impfung empfohlen sowie unabhängig vom Impfstatus eine orale antibiotische Prophylaxe, beispielsweise mit Erythromycin *(Erythrocin®)*.

Haemophilus influenzae Typ B

Haemophilus influenzae ist nicht der Erreger der Virusgrippe, auf deren Konto durch die pandemische Ausbreitung Millionen von Toten ging, sondern ein gefährlicher Erreger, dessen Komplikationen sogar Meningitis auslösen können.

Säuglinge und Kleinkinder sind besonders davon betroffen, durch eine invasive Haemophilus-influenzae-B-(Hib)-Infektion zu erkranken. Erwachsene können Überträger sein, erkranken jedoch in der Regel nicht. Die Impfung stellt die wichtigste Schutzmaßnahme für Kinder vor invasiven Hib-Infektionen dar. Eine Chemotherapieprophylaxe, unter anderem mit Rifampicin *(Rifa®)* wird bei folgenden Konstellationen empfohlen:

- ungeimpfte exponierte Kinder bis zu vier Jahren in Gemeinschaftseinrichtungen,
- Haushaltsmitglieder (außer Schwangere) unabhängig vom Alter, wenn sich dort ein nicht oder unzureichend geimpftes Kind im Alter von bis zu vier Jahren befindet oder eine Person mit einem relevanten Immundefekt.

Dosierungsempfehlung für Rifampicin®, jeweils in einer Einzeldosis über insgesamt vier Tage:

- Neugeborene: 10 mg/kgKG
- über 1 Monat: 20 mg/kgKG
- Erwachsene: 600 mg/Tag

Die Prophylaxe sollte dabei so früh wie möglich beginnen, spätestens jedoch sieben Tage nach Beginn der Erkrankung der Indexperson.

Masern, Mumps, Röteln

Ungeimpfte oder nur einmal geimpfte Kinder und Jugendliche sowie gefährdete Personen in Gemeinschaftseinrichtungen sollten innerhalb von drei Tagen nach Exposition vorzugsweise mit dem MMR-Kombinationsimpfstoff geimpft werden. Eine zusätzliche Immunglobulingabe ist für gefährdete Personen mit hohem Expositionsrisiko sowie für Schwangere zu empfehlen.

Meningokokken

Meningokokken-Meningitis, eine bakterielle Form der Hirnhautentzündung, kommt häufiger vor als vermutet. Rechtzeitig diagnostiziert und antibiotisch behandelt, ist sie recht gut zu therapieren. Leider ist die Diagnose oft erst nach dem Auftreten typischer Symptome zu stellen. Viele denken auch dann noch nicht an diese Infektion. Typisch ist der folgende Verlauf:

- Übertragung durch Schleimhaut- und Rachensekretkontakte.
- Nach drei Tagen zeigen sich unauffällige Allgemeinsymptome wie Fieber, Kopfschmerz und Abgeschlagenheit. Nach Zunahme der Kopfschmerzen und des Fiebers tritt wenig später ein Hautausschlag auf, den ein konsultierter Hausarzt als petechiale Hauteinblutungen im Sinne eines *Waterhouse-Friedrichsen-Syndroms* erkennen könnte. Dieses Syndrom ist ein typisches Zeichen der Meningitis. Eine zusätzlich auftretende Nackensteifigkeit lässt den Verdacht zur Gewissheit werden.
- Eine endgültige Diagnose erfolgt durch ein Rückenmarkpunktion. Hier werden die Erreger (Meningokokken) nachgewiesen und das erforderliche Antibiotikum, Ceftriaxon *(Rocephin®)*, ausgetestet.

Enge Kontaktpersonen (Haushaltsmitglieder, Kontaktpersonen zu oropharyngealen Sekreten der Indexperson, Kontaktpersonen in Kindereinrichtungen mit Kindern unter sechs Jahren, enge Kontaktpersonen in Gemeinschaftseinrichtungen mit haushaltsähnlichem Charakter) sollten bis zu zehn Tagen nach dem letzten Kontakt mit der Indexperson eine antibiotische Prophylaxe erhalten. Die Eradikationsrate beträgt hierbei je nach Sensibilität bis zu 97 %. Als mögliche antibiotische Substanzen kommen in Frage:

- Rifampicin *(RIFA®)*, jeweils in zwei Einzeldosen für zwei Tage

Neugeborene:	10 mg/kgKG/Tag
Kinder:	20 mg/kgKG/Tag
Personen über 30 kgKG:	600 mg

- Ceftriaxon *(Rocephin®)*

bis 12 Jahre:	125 mg einmalig i.m.
über 12 Jahre:	250 mg einmalig i.m.

- Ciprofloxacin *(Ciprobay®)*:

ab 18 Jahre:	500 mg einmalig oral

Pertussis
Generell gilt auch hier, dass in erster Linie die Komplettierung eines unvollständigen Impfschutzes erreicht werden sollte. Bei Kontaktpersonen ohne Impfschutz ist ansonsten unter Umständen eine antibiotische Therapie mit Erythromycin *(Erythrocin®)* als Prophylaxe zu empfehlen.

Varizellen
Ungeimpfte Personen mit negativer Anamnese und positivem Expositionskontakt (das heißt face-to-face-Kontakt oder ungeschützter Aufenthalt von über einer Stunde mit der Indexperson im gleichen Raum oder Haushaltskontakt) sollten innerhalb von fünf Tagen nach Exposition oder innerhalb von drei Tagen nach Beginn des Exanthems geimpft werden.

Eine passive Immunisierung mit Varizella-Zoster-Immunglobulin wird innerhalb von 36 Stunden nach Expositionskontakt für Personen mit erhöhtem Risiko für Varizellen-Komplikationen empfohlen (ungeimpfte Personen mit Immundefekten, Neugeborene, deren Mütter fünf Tage vor bis drei Tage nach der Entbindung an Varizellen erkrankt sind).

Ein ausreichender Impfschutz stellt bei den meisten hier besprochenen Infektionskrankheiten den besten Schutz dar. Bei unzureichendem Impfschutz oder bei Infektionen ohne Impfmöglichkeit sollte soweit wie (und sobald als) möglich eine spezielle Postexpositionsprophylaxe erfolgen.

Bezug:
Epidemiologisches Bulletin 2002; 30: 253 – 258. / 28: 227 – 242./ 2000; 1:1 – 2
oder unter: www.rki.de

13 Sicherheit bei der Arbeit

13 Sicherheit bei der Arbeit

Hygiene bedeutet Gesunderhaltung! Jetzt geht es um die eigene Gesundheit. Bei der Arbeitssicherheit im medizinischen Bereich denkt man zuerst an die Entsorgung scharfer oder spitzer Gegenstände. Hier hat sich die Verwendung der durchstichsicheren Boxen inzwischen durchgesetzt. Dennoch machen menschliche Fehler oft den Sicherheitseffekt zunichte. Zum Beispiel wurde in einem Krankenhaus ein Skalpell ordnungsgemäß entsorgt. Beim Verschließen wurde jedoch der Skalpellgriff so fest in die Box gedrückt, dass die Wand durchstoßen wurde. Die Folge war die Verletzung einer Reinigungskraft. Ein typisches Beispiel einer anfangs verantwortungsbewussten Handlung, die dann jedoch versehentlich zum Unfall führte.

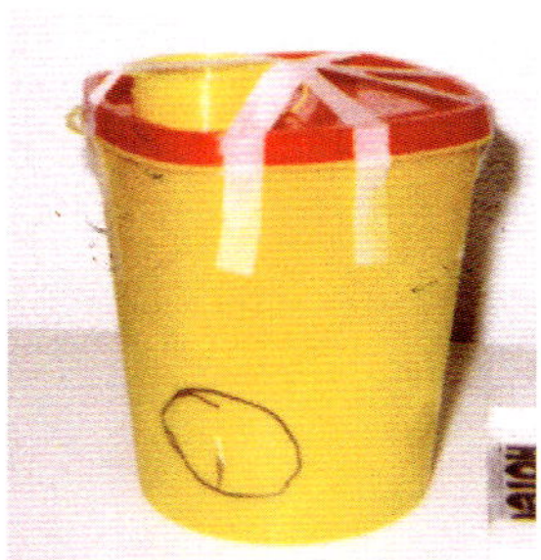

Durchstochene Abwurfbox für schneidende Instrumente

Im Umgang mit Chemikalien klaffen immer noch Wissenslücken, die zu Fehlern führen, deren Auswirkungen manchmal sofort, oft jedoch erst nach längerer Zeit zu Schäden oder Erkrankungen führen. Reinigungs- und Desinfektionsmittel müssen – um wirksam zu sein – lebende Zellen (Pilze, Bakterien etc.) schädigen. Deswegen können sie für den lebenden Organismus des Anwenders nicht unschädlich sein. In der Bevölkerung ist die Angst vor Formaldehyd mittlerweile groß. Dennoch ist es aber das potenteste Desinfektionsmittel, das im Handel erhältlich ist. Es ist bei der Flächendesinfektion nach wie vor unschlagbar. Lediglich bei der Instrumentendesinfektion ist es wegen der eiweißfixierenden Eigenschaften obsolet. Tatsächlich liegt die Gefährlichkeit von Formaldehyd in der Konzentration, der Anwendungsdauer und der Einwirkintensität.

Man kommt ständig mit Chemikalien in Berührung, die als gefährlich einzustufen sind. Zahlreiche normative Regelungen legen den Umgang mit diesen Stoffen fest. Bedauerlicherweise sind sie dem Anwender selten bekannt. Oft werden sie auch trotz Kenntnis nicht beachtet. Hierbei haben die Technischen Regeln für biologische Arbeitsstoffe

(TRBA, im medizinischen Bereich die TRBA 250) und die Technischen Regeln für Gefahrstoffe (TRGS, bei Desinfektionsmitteln die TRGS 525) Verordnungscharakter. Die Unfallverhütungsvorschriften regeln versicherungsrechtliche Ansprüche:

- Stellt ein Betrieb Schutzausrüstung und Betriebsanweisungen zum Unfallschutz zur Verfügung und der Beschäftigte wendet diese jedoch nicht an, kann er im Falle einer Erkrankung keine Ansprüche an die Berufsgenossenschaft stellen.
- Stellt der Betrieb jedoch die erforderliche Ausrüstung und die Betriebsanweisungen nicht zur Verfügung, erhält der Beschäftigte zwar Versicherungsleistungen, die Berufgenossenschaft wird jedoch ihre entstandenen Kosten beim Betrieb wieder geltend machen.

13.1 TRBA 250

Als wichtigste Technische Regel für biologische Arbeitsstoffe gilt die TRBA 250. Sie legt fest:

- Tätigkeit nur mit Sachkenntnis,
- schriftliche Festlegungen der Tätigkeiten und Arbeitsschritte,
- Verbote (Essen, Trinken, Rauchen),
- Anwendung von Schutzkleidung,
- Händehygiene,
- Umgang mit gebrauchten Medizinprodukten,
- Abfallentsorgung,
- geeignete Verpackung von Untersuchungsmaterial,
- Schutzmaßnahmen wie Flächendesinfektion, Ausstattung der Handwaschplätze, Verhalten bei Unfällen,
- Unterrichtung der Beschäftigten, zum Beispiel Erstellung von Betriebsanweisungen und Sicherheitsdatenblättern,
- betriebsmedizinische Vorsorge,
- Pflichten der Beschäftigten,
- Zusammenarbeit mit Fremdfirmen.

Der Volltext ist auf der Internetseite des Bundesamtes für Arbeitssicherheit unter www.baua.de abrufbar.

13.2 Biostoffverordnung

Zur Information der Beschäftigten dient die Betriebsanweisung nach § 12 Biostoffverordnung, die an den entsprechenden Arbeitsplätzen aushängen muss. Damit diese auch von Mitarbeitern verstanden wird, die der deutschen Sprache nicht oder nur wenig mächtig sind, ist die Verordnung weitgehend mit Piktogrammen zu verdeutlichen. Ein Muster findet sich in der TRBA 250.

Während hier das allgemeine Verhalten bei der Berufsausübung gestaltet wird, sind für den Umgang mit Gefahrstoffen weitere Informationen erforderlich.

13.3 Gefahrstoffe

Gefahrstoffe sind Stoffe und Zubereitungen, die eine oder mehrere gefährliche Eigenschaften aufweisen:

- explosionsgefährlich, brandfördernd,
- entzündlich, hochentzündlich, leichtentzündlich,
- sehr giftig, giftig, ätzend, reizend,
- gesundheitsschädlich, umweltgefährlich,
- sensibilisierend, krebserzeugend, erbgutverändernd und fortpflanzungsgefährdend.

Diese gefährlichen Stoffe können in den verschiedensten Produkten enthalten sein, zum Beispiel in Reinigungs-, Desinfektions- und Pflegemitteln, sowie in Farben, Lacken, Klebern und Verdünnern.

Diese Stoffe sind an den Gefahrensymbolen erkennbar.

Der falsche Umgang mit Gefahrstoffen kann zu gesundheitlichen Beeinträchtigungen führen, wie

- Reizungen der Haut,
- Reizungen der Augen,
- Übelkeit,
- Erbrechen,
- Verätzungen,
- Atemnot.

Deshalb existiert für jeden dieser Stoffe die Betriebsanweisung nach § 14 Biostoffverordnung. Sie ist vom Betrieb aufgrund der beim Lieferanten erhältlichen Sicherheitsdatenblätter zu erstellen und enthält Informationen über

- die Gefahrstoffbezeichnung,
- Gefahren für Mensch und Umwelt,
- Schutzmaßnahmen und Verhaltensregeln,
- das Verhalten im Gefahrfall,
- Erste Hilfe,
- eine sachgerechte Entsorgung.

13.4 Lager- und Arbeitsplatz

Hier sind die entsprechenden Warnzeichen anzubringen. Diese Warnzeichen sollen alle Beschäftigte, auch die, die nur kurzzeitig in den Arbeitsbereich kommen, auf bestehende Gefahren aufmerksam machen. Sie dienen der Sicherheit aller Personen, die möglicherweise mit diesen Stoffen in Kontakt kommen können. Ein Umfüllen, aber auch Mischen verschiedener Stoffe, muss unbedingt vermieden werden, um unkontrollierbare chemische Reaktionen oder Verwechslungen bei unzureichender Beschriftung sicher zu vermeiden.

Einen ähnlichen Zweck verfolgen die Verbotszeichen am Arbeitsplatz, zum Beispiel das bekannte Rauchverbotszeichen. Im Gegenzug dazu stehen die Gebotszeichen. Sie ordnen die Verwendung bestimmter Schutzausrüstung an. Diese Verwendung ist verpflichtend! Der Verstoß dagegen hat nicht nur versicherungsrechtliche Konsequenzen, er stellt auch eine Ordnungswidrigkeit dar, da die TRBAs Verordnungscharakter haben. Arbeitgeber sind daher gut beraten, wenn sie diese

Vorschriften durchsetzen und ihre Arbeitnehmer entsprechend belehren. Diese Belehrungen sind aktenkundig zu machen und können den Gewerbeaufsichtsämtern vorgelegt werden. Diese Anweisungen müssen die Arbeitnehmer einhalten, nicht nur aus rechtlichen Gründen, sondern zu ihrem eigenen Schutz.

Die wichtigsten Maßnahmen zum Eigenschutz sind

- Kontakt mit Haut, Schleimhaut und Augen vermeiden.
- Benetzte Kleidung sofort wechseln.

Der beste Schutz ist die intakte Haut. Die Inhaltsstoffe der Reinigungs- und Desinfektionsmittel sind jedoch in der Lage, die Haut zu schädigen. Hinzu kommt, dass ein feuchtes Hautmilieu, insbesondere in einem feuchten Handschuh, zur Mazeration der Haut führt. Dies führt zur Entfettung der Haut, Beeinträchtigung der Schutzfunktion, Hautreizung, zu Hautekzemen und Hautverätzungen.

Bei Reinigungsmaßnahmen schützen feste Haushaltshandschuhe, die nach dem Tragen gewendet und getrocknet werden können. Die Haut kann bei der Instrumentenaufbereitung geschützt werden durch

- chemiedichte Handschuhe (zum Beispiel *chemo-protekt®* der Firma Codan),
- Spritzschutzbrillen, wenn mit der Bildung von Aerosolen zu rechnen ist, zum Beispiel beim Bürsten von Instrumenten oder der Verwendung von Ultraschallreinigern,
- flüssigkeitsdichte Schürzen oder Kittel, wenn mit Verspritzen von Flüssigkeiten zu rechnen ist.

Es ist darauf zu achten, dass chemiefeste Handschuhe an den Bündchen dicht schließen. Wird in Wasser oder Lösungen gegriffen, müssen die Handschuhe umgestülpt werden, damit keine Flüssigkeit in die Ärmel laufen kann.

Arbeitsbereiche und Pausenräume sind zu trennen. Daraus ergeben sich folgende Forderungen:

- Im Arbeitsbereich darf nicht gegessen, getrunken, geraucht und es dürfen auch keine Lebensmittel aufbewahrt werden.
- Nach dem Ausziehen der Handschuhe und vor Pausen erfolgt eine hygienische Händedesinfektion.
- Chemikalien werden ausschließlich in Originalgebinden mit der ordnungsgemäßen Kennzeichnung gelagert. Nicht in Aufenthalts- oder Pausenräumen!
- Chemikalien dürfen nicht zur Anwendung in andere Behältnisse umgefüllt werden.

Beim Umgang mit Chemikalien gilt:

- Verschlüsse vorsichtig öffnen.
- Beim Ab- und Umfüllen Verspritzen vermeiden.
- Reinigungs- und Desinfektionsmittel nicht mischen!
- Nicht mit heißem Wasser verdünnen (nicht über 25 °C).

Für den vorbildlichen Arbeitsplatz zur Instrumentenreinigung gilt:

- Reine und unreine Seiten müssen getrennt sein.
- Auf der unreinen Seite müssen die erforderlichen Einrichtungen zur Händehygiene angebracht sein:
  - Armaturen, die mit den Armen bedient werden können,
  - Spender für Seife, Desinfektionsmittel und Hautpflege,
  - Handtuchspender.

Die erforderlichen Handlungsanweisungen sind sichtbar aufzuhängen.

Und wenn doch einmal etwas passiert?

- Verschüttete Chemikalien mit saugfähigem Material aufnehmen.
- Mit viel Wasser nachreinigen.
- Bei Hautkontakt mit viel Wasser abspülen.
- Bei Augenkontakt mindestens zehn Minuten bei geöffnetem Augenlid spülen, dann den Augenarzt aufsuchen.

- Beim Einatmen viel frische Luft, gegebenenfalls Aerosolinhalationsbehandlung (Internisten aufsuchen).
- Nach Verschlucken darf nicht erbrochen werden. Viel Wasser trinken, gegebenenfalls Kontakt mit der Giftnotrufzentrale (zum Beispiel in Berlin Telefon 030/19240) aufnehmen.

Alle Betriebe sind gefordert, ein Gefahrstoffkataster zu führen. Dieses ist 30 Jahre aufzubewahren. Es enthält die folgenden Angaben über:

- Arbeitsbereich,
- Arbeitsstoff/Produkt,
- Hersteller/Lieferant,
- Verwendungszweck/Arbeitsverfahren,
- Gefahrensymbol,
- Wassergefährdungsklasse,
- Jahresverbrauch,
- Zahl der Beschäftigten mit Gefahrstoffumgang,
- Sicherheitsdatenblätter.

Das Kataster dient als Nachweis der im Betrieb vorhandenen Gefahrstoffe und als Beweismittel, wenn zum Beispiel auch nach Jahren Ansprüche an die Berufgenossenschaften oder Versicherer wegen Allergien und Unverträglichkeiten gestellt werden. Ohne den entsprechenden Eintrag im Betriebsarbeitsstoffkataster gelingt der Nachweis einer betrieblichen Belastung nur schwer, der Antragsteller geht in der Regel leer aus. Besser als jeder gewonnene Prozess ist jedoch die Vermeidung von Schäden durch angemessene Schutzmaßnahmen.

Gefahren-zeichen	Bedeutung	Beispiel
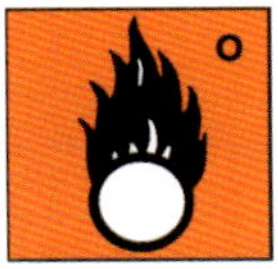	brandfördernd	Sauerstoff Sauerstoffabspalter
	brennbar	Alkohole Benzin Nagellackentferner
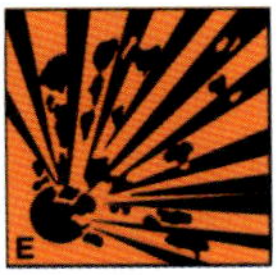	explosiv	Aerosole alkoholischer Desinfektionsmittel
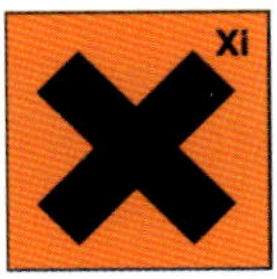	gesundheitsschädlich reizend	Desinfektionskonzentrate Reinigungskonzentrate
	giftig	Zytostatika Virostatika
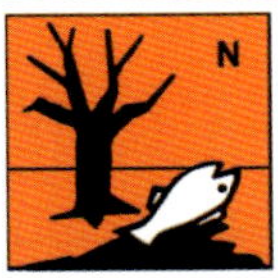	umweltschädlich	Reinigungsmittel Desinfektionsmittel
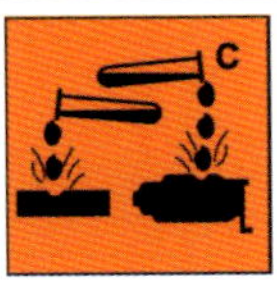	ätzend	Reinigungsmittel Desinfektionsmittel Externa

Im Zuge der Europäisierung werden in Zukunft dazu parallel, nach einigen Jahren Übergangszeit, die folgenden Symbole verwendet werden:

Symbol	Bedeutung
	Dauerhafte Haut- und Augenschädigungen
	Für Tiere und Umwelt gefährlich
	Reizung oder Allergie möglich
	Schnell entzündlich
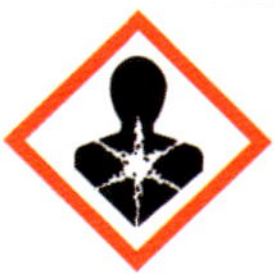	Schwere Gesundheitsschäden
	Tödliche Vergiftungen möglich

Symbol	Bedeutung	Beispiel wo
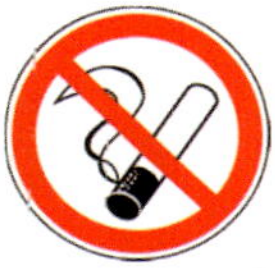	Rauchverbot	Behandlungsräume Aufbereitungsräume Wartebereich Schreibplatz
	Ess- und Trinkverbot	Behandlungsräume Aufbereitungsräume Schreibplatz

Symbol	Bedeutung	Beispiel wann
	Spritzschutzbrille tragen	Schleifen pilzhaltigen Materials Umgang mit Konzentraten Manuelles Bürsten von Medizinprodukten
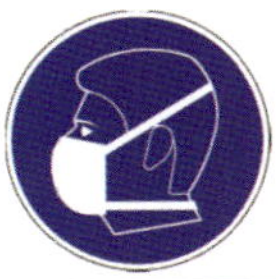	Mund-Nasen-Schutz verwenden	Schleifen pilzhaltigen Materials Umgang mit Konzentraten Manuelles Bürsten von Medizinprodukten
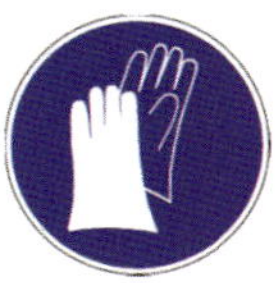	Geeignete Handschuhe (nach Handschuhplan) verwenden	Behandlungsmaßnahmen Reinigungsarbeiten Desinfektionsarbeiten Umgang mit Abfällen
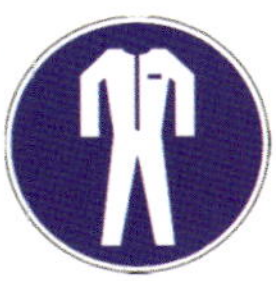	Geeignete Schutzkleidung tragen	Behandlungsmaßnahmen Schleifen pilzhaltigen Materials Umgang mit Konzentraten Manuelles Bürsten von Medizinprodukten Reinigungsarbeiten Desinfektionsarbeiten Umgang mit Abfällen

14 Pläne

Desinfektionsplan Behandlungsräume Podologie

Was	Wann	Wie	Womit
Hygienische Händedesinfektion 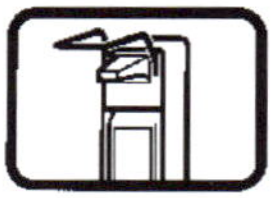	Vor und nach Patientenkontakt.	„1 Hohlhand voll" Konzentrat **30 Sekunden** einreiben.	Sterillium® Konzentrat
Händedesinfektion, sofern Haut durchtrennt wird 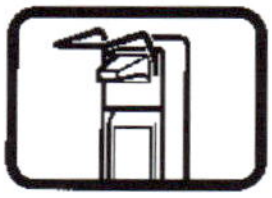	Vor Behandlungen.	**5 Minuten** Hände ständig benetzt halten, ohne Lücken einreiben.	Sterillium® Konzentrat
Hautdesinfektion 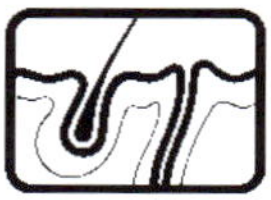	Vor Behandlungen.	Konzentrat aufsprühen, mit **sterilisiertem** Tupfer („Zellette") abreiben, erneut einsprühen. 30 Sekunden Einwirkzeit.	Cutasept® farblos
Hautdesinfektion, sofern Haut durchtrennt wird 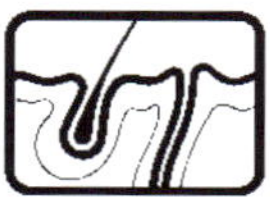	Vor Behandlungen.	Mit **sterilem** Tupfer und Kornzange abwaschen. 2 x 2,5 Minuten Einwirkzeit.	Cutasept® gefärbt
Instrumentenreinigung 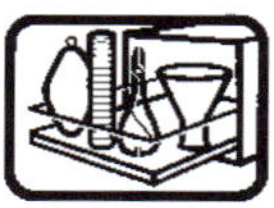	Nach Benutzung.	Maschinell, Ultraschallbad oder Reinigen und Bürsten.	Bodedex forte® 0,5 %, 15 Minuten
Instrumentendesinfektion 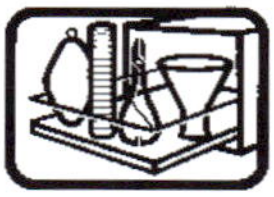	Nach Benutzung.	Maschinell, Instrumentenwanne.	Korsolex plus® 2 % 1 Stunde

Was	Wann	Wie	Womit
Desinfektion rotierender Instrumente 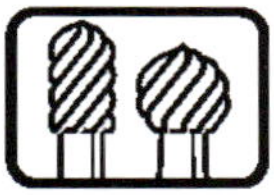	Nach Benutzung.	Ultraschallbad oder Reinigen und Bürsten.	Korsolex-Bohrerbad® Konz.: 5 Minuten, bei HBV/HIV: Konz.: 15 Minuten
Medizinisch-technische Geräte/ Mobiliar/Inventar/ Oberflächen 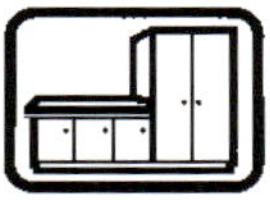	Täglich und bei Kontamination.	Feucht abwischen.	Mikrobac forte® 0,5 % 1 Stunde

1. Zwischenreinigung

Was	Wann	Wie	Womit
Händereinigung 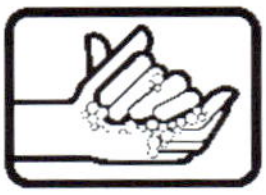	Vor Arbeitsbeginn, bei Bedarf.	Entnahme der Waschlotion aus dem Wandspender. Gründlich waschen, mit Einmaltuch abtrocknen.	Baktolin®-Waschlotion
Händedesinfektion 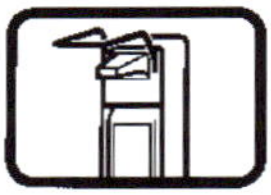	Nach jeder Zwischenreinigung.	Sterillium. „1 Hohlhand voll" 30 Sekunden einreiben.	Sterillium®
Abfallbehälter 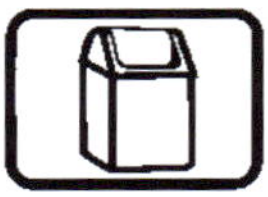	Bei Bedarf, bei Kontamination.	Entleeren, bei sichtbarer Kontamination desinfizierend reinigen.	Mikrobac forte® 0,5 %
Wäscheabwurf 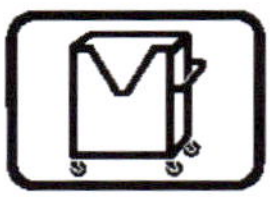	Bei Bedarf, bei Kontamination.	Verschließen und Entsorgen. Gestell bei Kontamination desinfizierend reinigen.	Mikrobac forte® 0,5 %
Behandlungsplatz Behandlungswagen 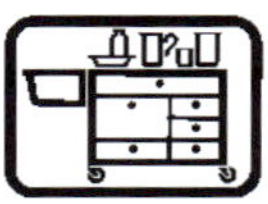	Nach jeder Behandlung.	Auflagen und Lagerungsteile desinfizierend reinigen. Fahrgestell bei Kontamination desinfizierend reinigen.	Mikrobac forte® 0,5 %
Behandlungsleuchte 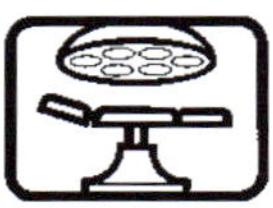	Nach Gebrauch.	Lampenkegel und Griffe desinfizierend reinigen.	Mikrobac forte® 0,5 %

Was	Wann	Wie	Womit
Bewegliches Inventar 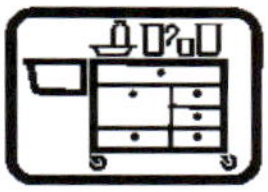	Bei Bedarf, bei Kontamination.	Desinfizierend reinigen.	Mikrobac forte® 0,5 %
Fußboden am Behandlungsplatz 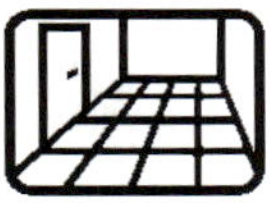	Nach jeder Behandlung.	Desinfizierend reinigen.	Mikrobac forte® 0,5 %
Fußbadewannen 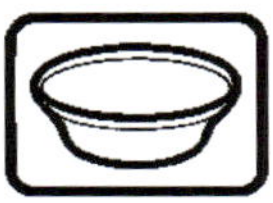	Nach jeder Behandlung.	Auswischen.	Mikrobac forte® 0,5 %

2. Endreinigung

Was	Wann	Wie	Womit
Händereinigung 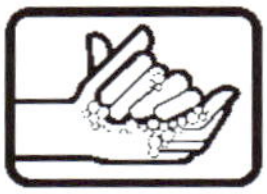	Vor Arbeitsbeginn, bei Bedarf, nach Arbeitsende.	Entnahme der Waschlotion aus dem Wandspender. Gründlich waschen, mit Einmaltuch abtrocknen.	Baktolin®-Waschlotion
Händedesinfektion 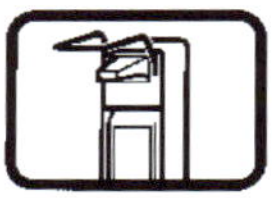	Bei Kontamination.	Sterillium. „1 Hohlhand voll" 30 Sekunden einreiben.	Sterillium®
Abfallbehälter 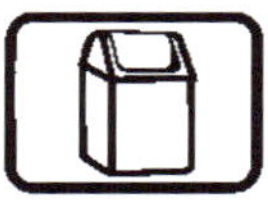	Programmende.	Entleeren, desinfizierend reinigen, neue Abfallsäcke anbringen.	Mikrobac forte® 0,5 %
Medizinisch-technische Geräte/ Mobiliar/Inventar/ Oberflächen 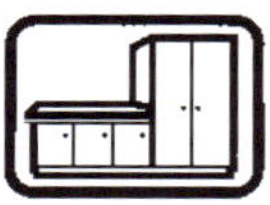	Programmende.	Feucht abwischen.	Mikrobac forte® 0,5 %
Wäscheabwurf 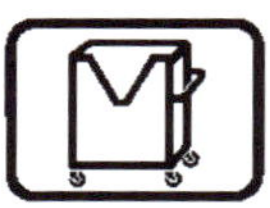	Programmende.	Verschließen und entsorgen der Wäschesäcke. Gestell desinfizierend reinigen. Neue Säcke anbringen.	Mikrobac forte® 0,5 %
Behandlungsplatz 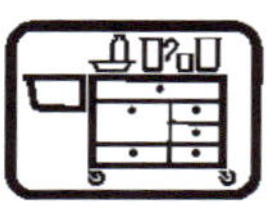	Programmende.	Gesamten Platz einschließlich Fahrgestell desinfizierend reinigen.	Mikrobac forte® 0,5 %

Was	Wann	Wie	Womit
Behandlungsleuchte 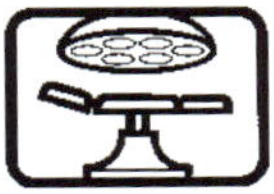	Programmende.	Desinfizierende Reinigung der gesamten Lampe, besonders Oberseite!	Mikrobac forte® 0,5 %
Schränke und Ablagen 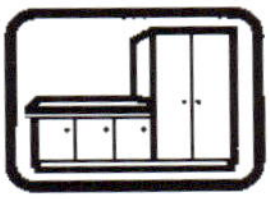	Programmende.	Desinfizierende Reinigung aller freien horizontalen Flächen.	Mikrobac forte® 0,5 %
Fliesen und Wände 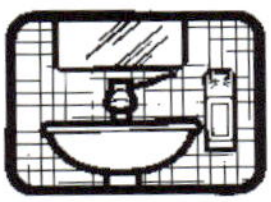	1 x pro Woche.	Desinfizierende Reinigung.	Mikrobac forte® 0,5 %
Heizkörper 	Bei Bedarf.	Entstauben.	Wischwedel forte® 100 %
Türgriffe 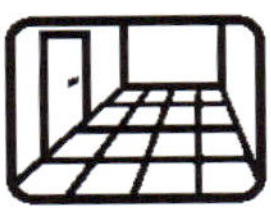	Täglich und bei Kontamination.	Desinfizierende Reinigung.	Mikrobac forte® 0,5 %
Bewegliches Inventar Hocker Beistelltische Instrumententische 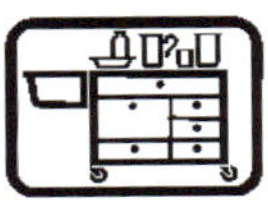	Programmende, bei Staubauflagerung auch bei Beginn.	Desinfizierende Reinigung aller Flächen.	Mikrobac forte® 0,5 %

Was	Wann	Wie	Womit
Waschbecken Spender, Spiegel Ablagen 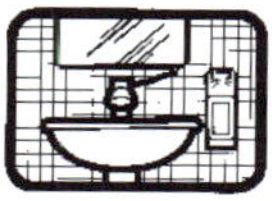	Programmende.	Desinfizierende Reinigung aller Flächen.	Mikrobac forte® 0,5 %
Fußböden in Funktionsräumen 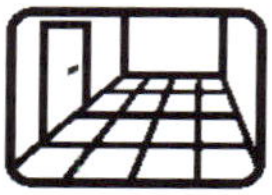	Programmende.	Desinfizierende Reinigung aller Flächen.	Mikrobac forte® 0,5 %
Reinigungsutensilien 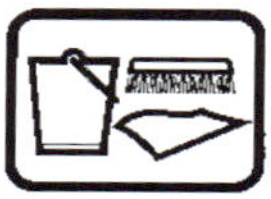	Täglich.	Desinfizierende Reinigung.	Mikrobac forte® 0,5 %
Wischmopps 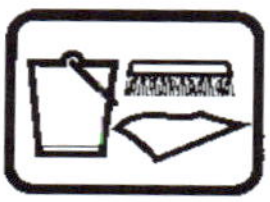	Nach jedem Gebrauch.	Desinfizierende Reinigung.	Waschmaschine 95 °C
Reinigungslappen 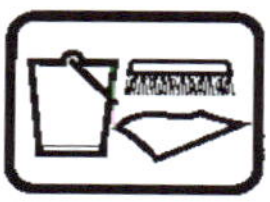	Nach jedem Gebrauch.	Desinfizierende Reinigung.	Waschmaschine 95 °C
Abschlussdesinfektion SPEZIAL	Nach Eingriffen mit Infektions-erregern nach IfSG sowie MRSA oder HIV/HBV.	Desinfizierende Reinigung aller Flächen.	Mikrobac forte® 0,5 %
Desinfektion nach § 18 IfSG SPEZIAL	Auf Anweisung des Gesundheitsamts.		Mittel und Verfahren der RKI-Liste

Betriebsanweisung nach § 12 Biostoffverordnung für die Podologiepraxis

Tätigkeit: Podologische Maßnahmen, Wundverband, externes Verabreichen von Medikamenten, Entsorgen von scharfen Gegenständen etc. und Körpermaterial; Umgang mit Desinfektionsmitteln, diagnostische und therapeutische Maßnahmen.

Biologischer Arbeitsstoff

Mikroorganismen (Bakterien, Viren, Pilze, Parasiten): z. B. Hepatitis B/C, HIV, MRSA, Staphylokokken, Streptokokken, Tbc, hautpathogene Pilze, Bakterien und Viren.

Gefahren für Mensch und Umwelt

Mikroorganismen können Infektionen über folgende Aufnahmewege hervorrufen:

Aerogen: Aufnahme von Bioaerosolen (kleinste Tröpfchen, Nebel, Stäube) über die Atemwege, z. B. beim Schleifen.

Kontamination oder Schmierinfektion: Einwirkung auf Haut oder Schleimhäute, z. B. bei verletzter oder ekzematöser Haut.

Inkorporation: Aufnahme über den Mund.

Parenteral: Eindringen in tiefes Gewebe (Muskulatur, Unterhautfettgewebe), z. B. Nadelstich.

Schutzmaßnahmen und Verhaltensregeln

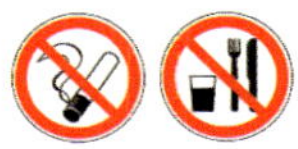

Arbeitsstätte: Hygienevorschriften sind einzuhalten. Arbeitsmedizinische Vorsorge wahrnehmen. Empfohlene arbeitsmedizinische Schutzimpfungen beachten.

Im Arbeitsbereich: Keine Lebensmittel aufbewahren, nicht essen, nicht trinken, nicht rauchen.

Handschutz:

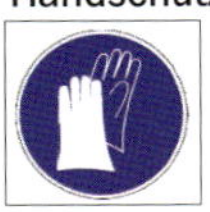

Flüssigkeitsdichte Schutzhandschuhe, z. B. aus Latex (puderfrei) oder Vinyl, bei möglichem Kontakt mit Körperflüssigkeiten. Hautschutz- und Handschuhplan anwenden. Chemiefeste Handschuhe bei Reinigung und Desinfektion.

Augenschutz:

Dichtschließende Schutzbrille, wenn mit Verspritzen oder Versprühen von kontaminierten Flüssigkeiten zu rechnen ist.

Atemschutz:

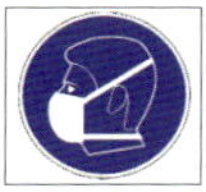

Bei aerogen übertragenen Infektionen und Aerosolen.

Körperschutz:

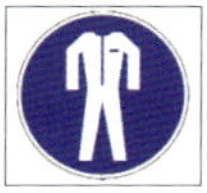

Kleiderordnung einhalten. Flüssigkeitsdichte Arbeitsschutzkleidung, wenn mit Durchnässen der Kleidung zu rechnen ist. Getränkte Kleidung ist sofort zu wechseln.

Beschäftigungsbeschränkungen: sind für Jugendliche und Schwangere zu beachten!

Verhalten im Gefahrfall:

Persönliche Schutzkleidung anlegen. Verunreinigte Schutzkleidung ist zu wechseln. Arbeits- und kontaminierte Flächen sind entsprechend der Hygienevorschriften zu reinigen und zu desinfizieren.

Wichtige Telefonnummern:

D-Arzt-Ambulanz	....
Betriebsarzt:	....
Hygieneberatung:	....
Feuerwehr:	112
Rettungsleitstelle:	19222

Erste Hilfe:

Bei Verletzung oder Kontamination mit infektiösen Materialien oder Körperflüssigkeiten:

Haut:	Mit desinfektionsmittelgetränktem Einmaltuch abwischen, anschließend mit viruswirksamem Hautdesinfektionsmittel satt einsprühen, nach 1 Minute abwischen. Verunreinigte Kleidung wechseln.
Augen/Schleimhaut:	Unter fließendem Wasser oder mit Aquanit®-Lösung bei geöffnetem Lidspalt 15 Minuten spülen, dann D-Arzt-Ambulanz.
Verschlucken:	Mit Trinkwasser spülen, dann D-Arzt-Ambulanz.
Wunde:	Blutung 1 Minute forcieren; mit viruswirksamem Hautdesinfektionsmittel › 10 Minuten spülen, Reinigung mit Wasser und Seife, dann D-Arzt-Ambulanz.

A

Sachgerechte Entsorgung:

Spitze, scharfe oder zerbrechliche Arbeitsgeräte zur einmaligen Verwendung (Nadel, Skalpellklingen etc.) sind unmittelbar nach Gebrauch in stich- und bruchsicheren Behältern zu entsorgen. Kontaminierte Arbeits- und Schutzkleidung ist entsprechend der Hygienevorschriften zu sammeln und zu reinigen.

Stichwortregister

Stichwortregister

Bildnachweis

Soweit nicht anders angegeben stammt das Bildmaterial von Herrn Wolfgang Tanzer.
Die Grafiken des Hautschutzplans auf Seite 40 stammen von der Firma Bode-Chemie, mit freundlicher Genehmigung.